U0251352

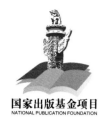

国家出版基金项目
NATIONAL PUBLICATION FOUNDATION

消化系统疾病 X 线/CT 图文详解丛书

总主编　滕皋军　高剑波

胃部病例图鉴

主编　高剑波　梁　盼

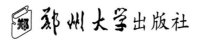

郑州大学出版社

图书在版编目(CIP)数据

胃部病例图鉴 / 高剑波,梁盼主编. -- 郑州:郑州大学出版社,2024.1
(消化系统疾病 X 线/CT 图文详解丛书 / 滕皋军,高剑波总主编)
ISBN 978-7-5773-0185-3

Ⅰ. ①胃… Ⅱ. ①高…②梁… Ⅲ. ①胃疾病－影像诊断 Ⅳ. ①R573.04

中国国家版本馆 CIP 数据核字(2024)第 008891 号

胃部病例图鉴
WEIBU BINGLI TUJIAN

项目负责人	孙保营 李海涛		封面设计	苏永生
策划编辑	陈文静		版式设计	苏永生
责任编辑	陈文静		责任监制	李瑞卿
责任校对	陈 思 胡文斌			

出版发行	郑州大学出版社		地 址	郑州市大学路 40 号(450052)
出 版 人	孙保营		网 址	http://www.zzup.cn
经 销	全国新华书店		发行电话	0371-66966070
印 刷	河南瑞之光印刷股份有限公司			
开 本	889 mm×1 194 mm 1/16			
印 张	14.5		字 数	373 千字
版 次	2024 年 1 月第 1 版		印 次	2024 年 1 月第 1 次印刷

书 号	ISBN 978-7-5773-0185-3		定 价	130.00 元

序言

　　2021年国务院办公厅印发的《关于推动公立医院高质量发展的意见》提出要以满足重大疾病临床需求为导向建设临床专科,重点发展影像等临床专科,以专科发展带动诊疗能力和水平提升。精准医疗,影像先行,随着医学影像技术的突飞猛进,影像学检查已超越单纯基于解剖、形态和结构的疾病诊断,转向包含病灶功能、代谢、微环境和分子生物学特征等在内的综合影像评价。医学影像可以提供多方位的诊断角度、诊断方式,对临床疾病起到诊断、鉴别和治疗的作用。随着社会发展、环境变迁及人们生活方式的变化,消化系统疾病的发病率居高不下,X线/CT等影像技术已成为消化系统疾病早期筛查、早期精准诊断、临床治疗决策、疗效及预后评估的有力工具和核心支撑技术。鉴于X线/CT等影像技术在消化系统疾病的应用日益重要,应大力促进中国特色消化系统疾病X线/CT学科体系建设与发展。学科体系的构建是一个逐渐完善的过程,其中教材体系的建设能够为学生及医学影像从业人员提供学习材料,为学科的发展提供支持和保障。

　　近年来,医学影像学教材与专著出版盛行,多聚焦疾病CT征象,但是鲜有以临床病例为启发点,提供丰富影像学信息与其他临床资料的图谱类书籍。此外,目前我国尚缺少全面、系统介绍消化系统疾病X线/CT诊断的医学专著。为此,我们组织国内医学影像学专家教授编写了"消化系统疾病X线/CT图文详解丛书",以期对从事与涉足消化系统疾病X线/CT诊断相关专业人员进行全方位的宏观与微观指导,使其熟悉和掌握在这个领域应如何完成消化系统疾病X线/CT临床工作,更好地为患者提供个性化服务。

　　本丛书有如下几个鲜明特点:首先,丛书图文兼并、科学实用,作者都是多年从事医学影像专业的专家,技术精湛,临床经验丰富,保证了本书的编写质量,值得各层次人员阅读。其次,医学影像学的不断发展有赖于影像学图像采集新技术和图像数据挖掘新方法的涌现,丛书向读者提供了能谱CT、光谱CT等影像诊断新技术内容,不仅有助于消化系统疾病X线/CT诊断相关专业人员掌握学科先进技术与理念,还将持续推动影像学在消化系统疾病中的应用模式创新,为消化系统疾病的诊治提供新的契机。再次,以消化系统疾病患者病历资料为切入点,多数病历呈现了患者CT、MRI等图像,多种影像技术具有不同的临床优势,这有助于医学影像专业人士融合应用各种影像技术,拓宽视野,形成综合临床思维。最后,丛书对开启我国消化系统疾病X线/CT医学教育、临床培训和研究的新局面能起到引领与推动作用,并具有重大社会价值、理论价值和实践指导意义。

理论是行动的指南,编著和出版本丛书正是建设与发展中国特色消化系统疾病 X 线/CT 诊断学科体系的迫切需要。本丛书是 2023 年度国家出版基金资助项目,这是国家对丛书权威性、出版意义等方面的肯定。在此,向参加本丛书编写的各位专家表示由衷的感谢,希望"消化系统疾病 X 线/CT 图文详解丛书"的出版能够满足人民群众对医疗保健和健康管理的需求,为人民生命健康保驾护航,打造"健康中国"。

2023 年 8 月

作者名单

总 主 编 滕皋军　高剑波

本册主编 高剑波　梁　盼

副 主 编 唐　磊　张　欢　张慧宇
　　　　　徐高磊　高　歌

编　　委（以姓氏笔画为序）
　　　　　马铎珊　尤亚茹　刘　杰
　　　　　刘译阳　李莉明　杨志浩
　　　　　吴　艳　张　欢　张慧宇
　　　　　陈云锦　范儒阳　赵　帅
　　　　　侯佳蒙　娄楚韵　姚　洋
　　　　　袁梦晨　原　典　徐高磊
　　　　　高　歌　高剑波　郭梦醒
　　　　　唐　磊　梁　盼　程　铭
　　　　　程　震

前　言　▶▶▶

　　近年来,医学影像设备和技术迅速发展,医学影像学在临床医学中发挥着举足轻重的作用。计算机体层摄影(CT)被誉为医学影像学的一项革命性技术,尤其随着高端和超高端 CT 的应用,该项技术引领了整个行业的发展。先进的 CT 设备拥有多参数功能,既能准确呈现人体的形态学信息,又能提供更加丰富的功能学信息,极大地扩展了 CT 在临床应用中的范围。因此,CT 成像已经成为临床实践中必不可少的重要检查技术之一。

　　研究表明,我国胃部疾病发生率较高且呈现明显的年轻化趋势。CT 诊断对胃部疾病的识别及治疗至关重要。胃部疾病的 CT 诊断与鉴别,依赖于 CT 图像、临床资料及其他影像学表现等信息。因此,青年放射科医师应熟悉其影像诊断学方面的基本理论和技巧。然而,与其他部位疾病一样,胃部疾病中的"同病异影、异病同影"的影像学表现同样增加了青年医师的诊断难度,导致他们缺乏诊断信心。此外,随着医学影像技术的不断革新,许多青年医师对于能谱 CT、光谱 CT 等影像诊断新技术对胃部疾病的诊断价值和应用潜力了解不足。

　　为了提升相关医师对胃部疾病的诊断与鉴别诊断能力,在郑州大学出版社的大力支持下,我们有幸邀请到国内医学影像领域的顶尖专家共同参与本书的编写。编写过程中,我们广泛参考国内外的权威文献和相关的专业性书籍,并充分结合郑州大学第一附属医院放射科的丰富经验和卓越优势。基于这些宝贵资源的汇集,本书在学术和实践领域的权威性和可靠性得到保证。

　　相较于传统的仅列举 CT 影像的疾病图谱类或仅关注疾病 CT 征象的专著,本书的创新之处在于,从基础解剖、经典案例影像、罕少见案例影像以及 CT 新技术四个方面对胃部疾病进行全面、系统的影像学阐述。本书精选经典胃部疾病案例,每个病例以 CT 图像为主,结合其他临床资料和影像学信息,构建胃部疾病的临床-影像学诊断思路,并对诊断与鉴别诊断要点进行归纳。此外,本书还展示了医学影像新技术如能谱 CT、光谱 CT 及一站式扫描对胃部常见疾病的诊断价值。本书案例丰富、图文并茂、内容简明可靠,对医学影像专业人士和相关的临床人员具有较大的参考价值,有助于相关人群深刻掌握胃部疾病的 CT 诊断要点和方法,熟悉胃部影像诊断新技术,并促进相关人群理论与实践的结合。

衷心感谢所有编委和编写团队的辛勤付出,同时感谢郑州大学出版社在本书的撰写、插图、编辑和出版过程中提供的指导和支持!

鉴于编者的水平和经验有限,本书难免存在不足之处。为在后续的改进和完善过程中不断提升书稿的质量和学术价值,我们衷心希望广大读者能够不吝赐教,提供宝贵的意见!

编　者

2023 年 8 月

目 录 ▶▶▶

罕少见病例篇

CT 新技术篇

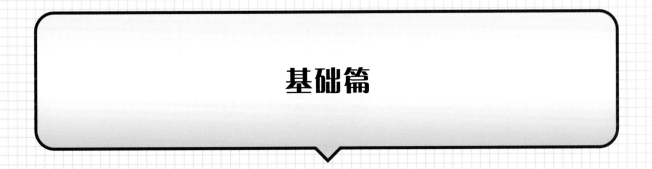

基础篇

第一章　胃部解剖与影像表现

第一节　胃部解剖

一、胃部大体解剖

胃一般分为胃体、胃底、胃窦三部分。胃底为贲门水平线以上部分,立位时含气,称胃泡。贲门至胃角(胃小弯拐角处,也称角切迹)的一段称胃体。胃角至幽门管斜向右上方走行的部分,称胃窦。幽门为长约 5 mm 的短管,宽度随括约肌收缩而异,将胃与十二指肠相连。胃轮廓的右缘为胃小弯,左缘是胃大弯(图 1-1)。

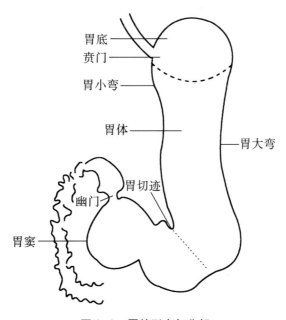

图 1-1　胃的形态与分部

二、胃部断层解剖

胃中度充盈时,大部分位于左季肋区,小部分位于腹上区。贲门在第 11 胸椎左侧,幽门在第 1 腰椎下缘右侧。活体胃的位置常因体位、呼吸、胃的充盈程度以及肠管的状态而变化。胃前壁右侧部邻接左半肝,左侧份上部紧邻膈,下部接触腹前壁,此部移动性大,通常称为胃前壁的游离区。胃后壁隔网膜囊与胰、左肾上腺、左肾、脾、横结肠及其系膜相毗邻,这些器官共同形成胃床。

第二节　胃部正常影像学表现

一、胃部正常 X 线表现

（一）胃的形状

胃的形状与体型、张力及神经系统的功能状态有关，一般可分为以下 4 种类型。①钩型：位置、张力中等，胃角明显，胃的下极大致位于髂嵴水平，形如鱼钩。②牛角型：位置、张力均高，呈横位，上宽下窄，胃角不明显，形如牛角，多见于肥胖者。③长钩型：又称为无力型，位置、张力均低，胃腔上窄下宽犹如水袋状，胃下极位于髂嵴水平以下，见于瘦长者。④瀑布型：胃底宽大呈囊袋状向后倾，胃泡大，胃体小，张力高。充钡时，钡剂先进入后倾的胃底，充满后再溢入胃体，犹如瀑布（图 1-2）。

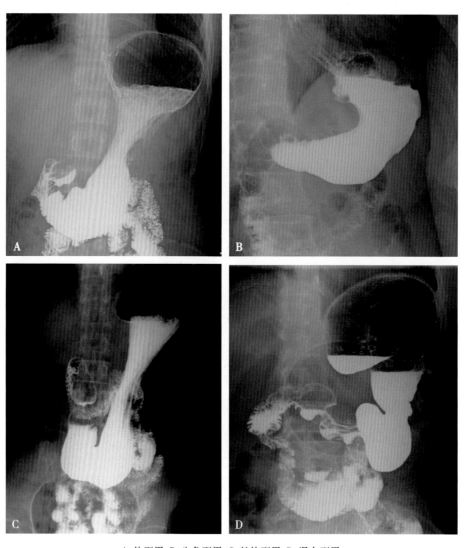

A. 钩型胃；B. 牛角型胃；C. 长钩型胃；D. 瀑布型胃

图 1-2　胃的形状

（二）胃的轮廓

在胃小弯侧及胃窦大弯侧光滑整齐，胃体大弯侧则呈锯齿状，系横、斜走行的黏膜皱襞所致。

（三）胃的黏膜皱襞

在黏膜像上，可见皱襞间沟内充以钡剂，呈致密的条纹状影。皱襞则显示为条状透亮影。胃小弯侧的皱襞平行整齐，一般可见 3~5 条，至角切迹以后，一部分沿胃小弯走向胃窦，一部分呈扇形分布，斜向大弯。胃体大弯侧的黏膜皱襞为斜行、横行而呈现不规则的锯齿状。胃底部黏膜皱襞排列不规则，相互交错呈网状。胃窦部的黏膜皱襞可为纵行、斜行及横行，收缩时为纵行，舒张时以横行为主，排列不规则。

（四）胃的蠕动

胃的蠕动来源于肌层的波浪状收缩，由胃体上部开始，有节律地向幽门方向推进，波形逐渐加深，一般同时可见 2~3 个蠕动波。胃窦没有蠕动波，是整体向心性收缩，使胃窦呈细管状将钡剂排入十二指肠；之后，胃窦又整体舒张，恢复到原来状态。但不是每次胃窦收缩都有钡剂排入十二指肠。胃的排空受到胃的蠕动、张力、幽门功能以及精神状态等影响，通常在服钡剂之后 2~4 h 排空。

二、胃部正常 CT 表现

胃充分充盈时，胃 CT 图像显示胃壁厚度均匀，为 2~3 mm，一般情况下不超过 5 mm。由于展平，胃黏膜皱襞不易见到或仅显示小的锯齿状影。在正常情况下，胃底及胃食管交界部的胃壁较厚（图 1-3）。由于小网膜囊远端食管纤维和膈筋膜融合，大约 38% 的正常人的胃与食管交界处会有胃壁明显增厚的情况，亦可表现为肿块样。

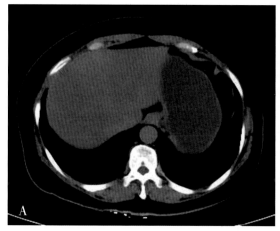
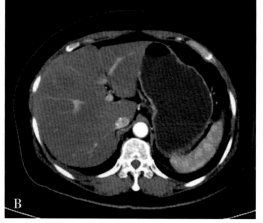

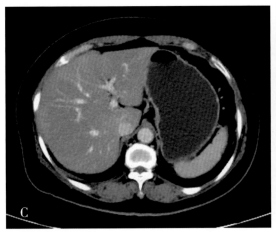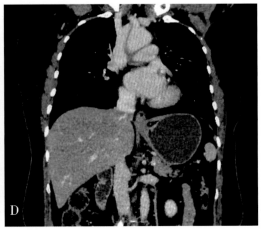

A.横断位平扫 CT 图像;B.横断位动脉期 CT 图像;C.横断位静脉期 CT 图像;D.冠状位静脉期 CT 图像

图 1-3 正常胃部 CT 表现

CT 能够显示胃和周围脏器的毗邻关系,脾位于胃底的左后方,左膈肌脚位于胃底内侧,肝左叶在其右前方,而胰体、胰尾前缘与胃体及胃窦后壁小网膜囊及脂肪层相邻。若胃处于空虚呈收缩状态时,与胰体、胰尾之间能够看到小肠肠管影。一般情况下,胃腔形态及大小变化较大,且与肝、脾的大小和位置相关。

参考文献

[1]韩平,于春水.医学影像诊断学[M].4 版.北京:人民卫生出版社,2017.

[2]侯小丽,王世广.康复治疗解剖生理基础[M].郑州:郑州大学出版社,2022.

经典病例篇

第二章　先天性胃疾病

第一节　先天性肥厚性幽门狭窄

病例 1　男,1 月龄。代主诉:反复呕吐 28 d,伴未排大便 14 d,加重 3 d。查体:腹部稍膨隆,体型消瘦。X 线碘剂造影图像示胃腔扩张,胀气明显,胃底及胃体轮廓规则,黏膜光整,蠕动增强(图 2-1)。胃窦远端狭窄,呈"肩样征"(图 2-1C 箭头所示),少量碘剂通过后可见幽门管细长,管腔狭窄,呈"鸟嘴征"(图 2-1E)及"线样征"(图 2-1F、H 箭头所示),狭窄处黏膜光整。

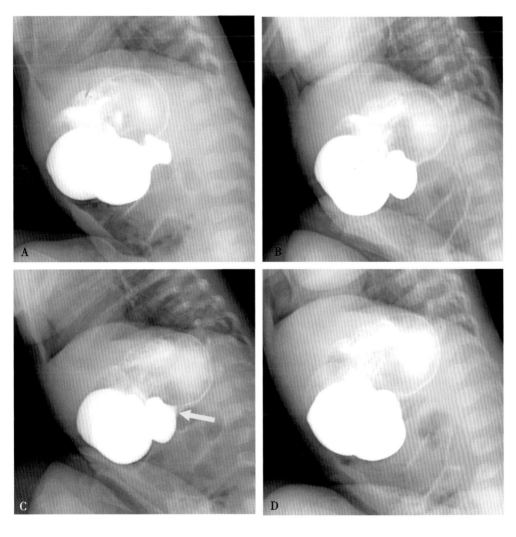

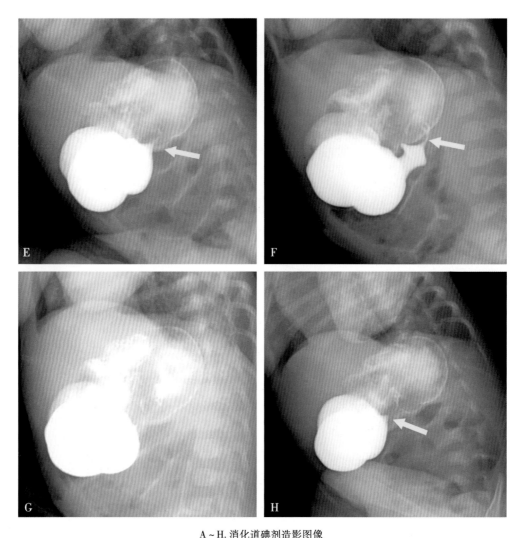

A～H.消化道碘剂造影图像

图2-1　先天性肥厚性幽门狭窄X线碘剂造影表现

诊断思路

1月龄患儿,病史显示出生10 d调换奶粉后出现呕吐,呈喷射性,量大,呕吐物为带凝块的奶汁,不含胆汁,以喂奶后为著,应考虑有上消化道梗阻的可能。X线碘剂造影显示胃腔扩张,胃胀气明显,胃蠕动增强。胃窦远端及幽门管狭窄,碘剂通过困难,狭窄处呈"线样征"及"鸟嘴征",黏膜尚光整。结合患儿的临床表现及X线造影表现,可以诊断为先天性肥厚性幽门狭窄。

病例2　男,1月龄。代主诉:间断性呕吐7 d,加重1 d。查体:上腹部膨隆,可见蠕动波,起自左肋下向右上腹移动后消失,右上腹可触及一"橄榄样"肿块,大小约1 cm×1 cm,质较韧,活动度好,无压痛,肠鸣音弱,约2次/min。X线稀钡造影图像示食管通畅,胃胀气,胃腔稍扩张,胃底及胃体轮廓规则,胃窦远端及幽门扩张受限,少量钡剂通过后可见幽门管狭窄呈细线状,狭窄段黏膜光整(图2-2A箭头所示);少量钡剂进入十二指肠内,十二指肠腔未见狭窄及扩张(图2-2A～D)。二维超声横切面、纵切面图像示幽门肌层增厚呈低回声,厚约4.4 mm,横切面呈"靶环征"(图2-2E 箭头所示),纵切面幽门管长约20 mm,幽门管宽度为1.1 mm(图2-2F)。

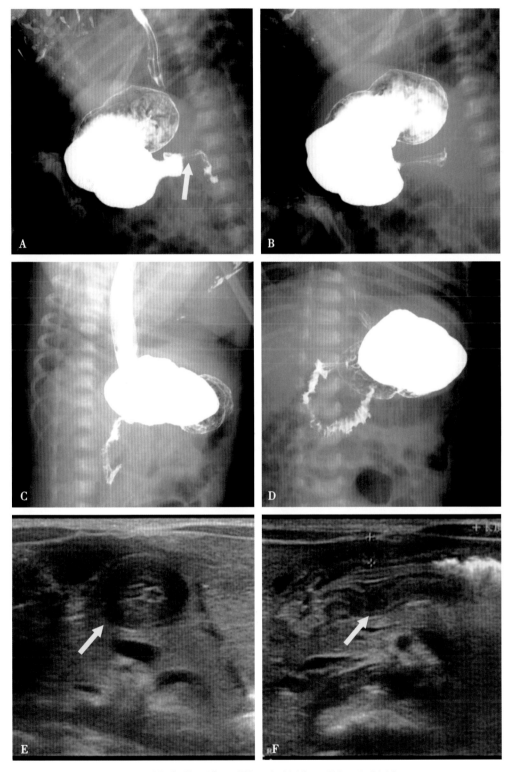

A～D.消化道稀钡图像;E.横切面超声图像;F.纵切面超声图像

图2-2　先天性肥厚性幽门狭窄 X 线稀钡造影及超声表现

诊断思路

　　1月龄患儿,7 d前喂奶后出现溢奶,随后发展为喂奶后呕吐,呕吐量逐渐增加,呕吐物为乳凝块,不含胆汁,应考虑上消化道梗阻可能。X线稀钡造影显示胃胀气,胃腔稍扩张,幽门狭窄、幽门管细长,钡剂通过缓慢,狭窄段黏膜光整;超声显示幽门肌层增厚,横切面可见典型的"靶环征"。结合患者的临床表现及典型影像特征,可以诊断为先天性肥厚性幽门狭窄。

　　病例3　男,25 日龄。代主诉:间断性呕吐 25 d,加重 2 d。X 线稀钡造影图像示食管通畅无反流,胃胀气,胃腔稍扩张,胃底及胃体轮廓规则,胃体及胃窦蠕动增强,胃窦远端形态失常,局部呈"尖角样"凸起(箭头所示),钡剂通过受阻,幽门及十二指肠未见显示(图 2-3A ~ D)。

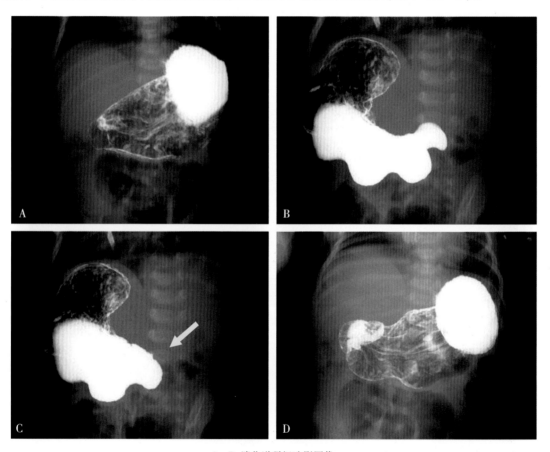

A ~ D. 消化道稀钡造影图像

图 2-3　先天性肥厚性幽门狭窄 X 线稀钡造影表现

诊断思路

　　25 日龄患儿,自出生即出现间断性呕吐,近期逐渐加重,应考虑先天性原因所致上消化道梗阻可能。X 线稀钡造影显示胃窦远端形态失常,局部呈"尖角样"凸起,检查过程中钡剂无法进入远侧消化道内,幽门管及十二指肠情况无法做出准确判断。但结合患者的临床表现以及 X 线稀钡造影征象,考虑为先天性肥厚性幽门狭窄的可能性最大。可以进一步结合超声检查来确定诊断。

病例4　男,31日龄。代主诉:间断性呕吐1个月,加重3 d。查体:上腹部膨隆,上腹部可见胃蠕动波,起自左肋下向右上腹移动后消失,右上腹可触及一"橄榄样"肿块,大小约2.0 cm×1.0 cm×1.0 cm,质较韧,活动度好,无压痛。肠鸣音活跃,约5次/min。X线钡剂造影图像示胃腔充盈尚可,胃蠕动缓慢,可见幽门前区及幽门管狭窄呈"细线状",长约10 mm,钡剂通过缓慢。图中可见"肩胛征",是幽门部狭窄与其近端正常舒张的胃壁共同构成的"阶梯状"改变(图2-4A箭头所示);亦可见"线样征",为钡剂通过幽门迅速而遗留的细线条状影(图2-4B～F箭头所示)。

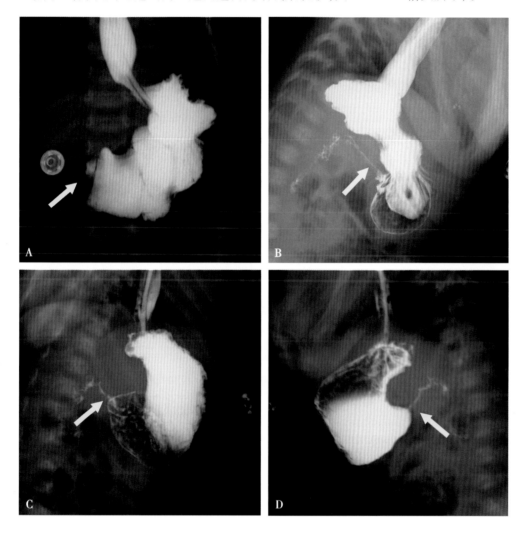

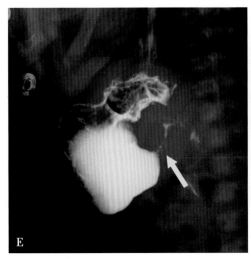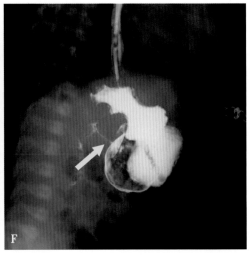

A ~ F. 消化道造影图像

图 2-4 先天性肥厚性幽门狭窄 X 线造影表现

诊断思路

31 日龄,患儿以"间断性呕吐 1 个月,加重 3 d"为代主诉入院。查体:上腹部胃蠕动波,右上腹可触及"橄榄样"肿块,肠鸣音活跃,应考虑为先天性原因所致上消化道梗阻的可能。X 线钡剂造影显示幽门前区及幽门管狭窄呈"细线状",钡剂通过缓慢。图中可见"肩胛征",幽门部狭窄与其近端正常舒张的胃壁共同构成"阶梯状";亦可见"线样征",为钡剂通过幽门迅速而遗留的细线条状影;高度提示幽门狭窄性病变。结合患者的临床表现及影像表现,综合考虑诊断为先天性肥厚性幽门狭窄。

病例5 男,1 月龄。代主诉:间断性呕吐 1 个月。查体:上腹部可见胃蠕动波,起自左肋下向右上腹移动后消失,右上腹可触及一"橄榄样"肿块,大小约 1.0 cm×1.0 cm×0.5 cm,质较韧,活动度好,无压痛。肠鸣音活跃,约 5 次/min。X 线造影示胃腔内大量积气及潴留液,对比剂涂布胃壁欠佳,幽门明显狭窄,对比剂极少量缓慢通过。图中可见"肩胛征",是幽门部狭窄与其近端正常舒张的胃壁共同构成的"阶梯状"改变(图 2-5A);可见"鸟嘴征",梗阻远端管腔逐渐变细,形似鸟嘴(图 2-5B、C);可见"线样征",为钡剂通过幽门迅速而遗留的细线条状影,右侧卧位延迟近 30 min后可见幽门管区线状对比剂通过(图 2-5D ~ F 箭头所示),延迟近 1 h 后复查,胃腔内仍可见大量对比剂。超声图像示幽门管长约 19 mm,幽门壁全周性增厚,肌层厚约 4.5 mm,横切面呈"靶环征",纵切面呈"宫颈征",胃腔内未见内容物通过,胃内可见较多内容物潴留(图 2-5G、H)。

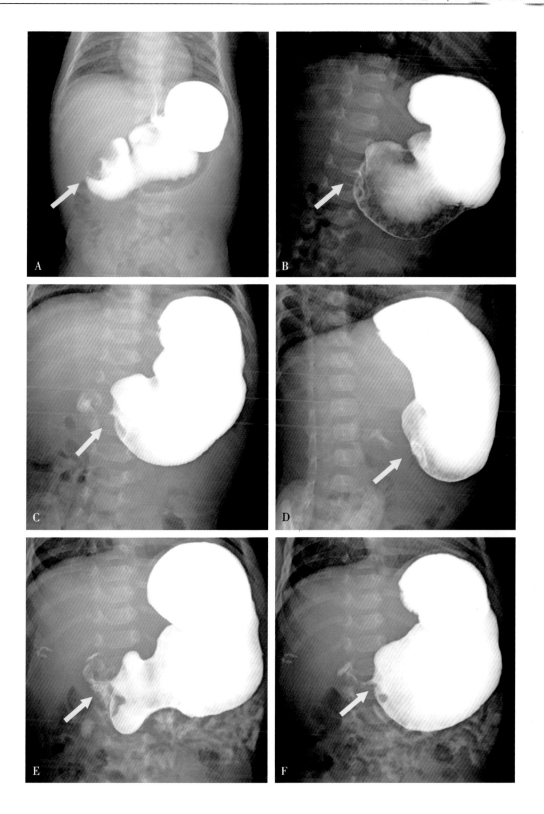

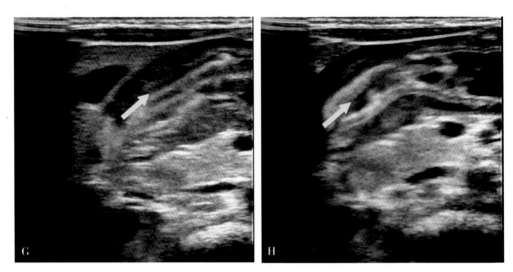

A～F.消化道造影图像；G.横切面超声图像；H.纵切面超声图像

图2-5　先天性肥厚性幽门狭窄X线造影、超声表现

诊断思路

1月龄患儿,以"间断性呕吐1个月"为代主诉入院。查体:上腹部胃蠕动波,右上腹"橄榄样"肿块,肠鸣音活跃,应考虑为先天性原因所致上消化道梗阻的可能。X线钡剂造影图像示胃腔内大量积气及潴留液,幽门管明显狭窄,对比剂极少量缓慢通过。图中可见"肩胛征",幽门部狭窄与其近端正常舒张的胃壁共同构成"阶梯状";可见"鸟嘴征",梗阻远端管腔逐渐变细,形似"鸟嘴";亦可见"线样征",为钡剂通过幽门迅速而遗留的细线条状影,高度提示幽门狭窄性病变。超声图像示幽门管长约19 mm,幽门壁全周性增厚,肌层厚约4.5 mm,横切面呈"靶环征",纵切面呈"宫颈征",胃腔内未见内容物通过,胃内可见较多内容物潴留,进一步证实肥厚性幽门狭窄。综合考虑诊断为先天性肥厚性幽门狭窄。

临床要点

先天性肥厚性幽门狭窄是一种新生儿常见的消化道畸形,是由于新生儿胃部的幽门环形肌肉肥大导致的幽门狭窄,是导致新生儿呕吐常见的原因之一。本病好发于婴儿,男性多见,其具体病因不明。

本病的主要临床表现为呕吐、脱水、电解质及酸碱平衡紊乱,查体可见腹部肿块等表现。患儿通常在出生后的第2～3周出现典型的临床表现。

【影像学表现】

1.X线造影表现　①胃扩张,蠕动增强,常表现为钡剂通过幽门管时间延长;②"鸟嘴征",幽门前区形成尖端指向十二指肠的"鸟嘴样"突出;③"线样征"及"双轨征",钡剂充盈狭窄细长的幽门管时,幽门管常呈"细线状",且常呈现凹面向上的弧形弯曲,即"线样征",偶尔因为幽门管黏膜皱襞导致"线样征"呈两条平行线,中间为细条透亮带,即"双轨征";④"肩胛征",肥大的幽门肌压迫胃窦幽门管开口处,呈环形压迹,形状类似"肩胛";⑤"蕈伞征",肥大的幽门环形肌于十二指肠球基底部形成弧形压迹。

2.超声表现　①幽门部胃壁对称性环形增厚,以低回声肌层增厚为主。纵切面呈"梭形"或"宫颈征",横切面似"靶环征"。②幽门部胃壁厚度≥0.4 cm,幽门管长度≥2.0 cm。③幽门管腔明显变窄,胃内容物通过受阻,胃体腔可扩张,内可见较多的潴留物回声。④超声检查是本病的首选检查方法。

【鉴别诊断】

1.先天性十二指肠梗阻　先天性十二指肠梗阻亦可引起胃腔的扩张,但无幽门壁增厚及管腔狭窄的表现,根据十二指肠梗阻位置的高低,可伴随出现含胆汁的呕吐物。

2.幽门痉挛　幽门痉挛时会出现一过性胃幽门部肥厚、幽门管增长,动态观察可以帮助鉴别。

第二节　成人幽门狭窄

病例1　男,59岁。主诉:误饮"草甘膦"农药1月余。查体:未见明显异常体征。X线碘剂造影图像示胃腔扩张,胃窦幽门前区及幽门管明显狭窄,呈"细线样",碘剂通过受阻,狭窄段黏膜尚规整,服用碘剂4 h后复查,胃腔内仍见大量碘剂残留(图2-6A)。横断位平扫、动脉期图像、静脉期图像及冠状位静脉期CT图像示胃扩张积液,胃窦远端及幽门管狭窄处管壁均匀增厚(箭头所示),增厚管壁黏膜面强化较明显(图2-6B～E)。胃镜示胃窦远端及幽门口不规则溃疡形成,上覆白苔,周边黏膜充血水肿,黏膜可见条形白色瘢痕形成,幽门变形狭窄(箭头所示),内镜无法通过(图2-6F)。

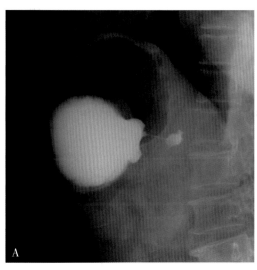
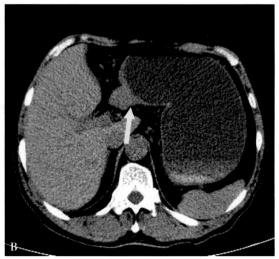

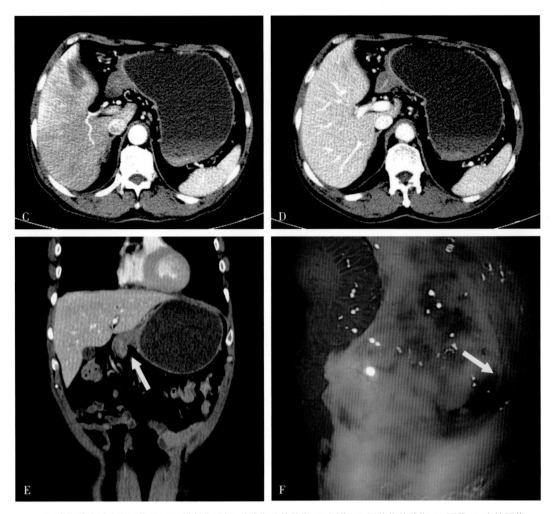

A. 消化道碘剂造影图像;B～D. 横断位平扫、动脉期及静脉期 CT 图像;E. 冠状位静脉期 CT 图像;F. 内镜图像

图 2-6 成人幽门狭窄 X 线碘剂造影、CT 及胃镜表现

诊断思路

　　59 岁男性,有误饮"草甘膦"农药病史。X 线碘剂造影显示幽门管狭窄呈细线样,对比剂通过受阻,狭窄段黏膜尚规整。CT 表现为胃扩张积液,胃窦远端及幽门管狭窄处胃壁均匀增厚;增厚处胃壁黏膜面强化较明显,与胃窦恶性占位表现不一致。胃镜显示胃壁增厚处不规则溃疡形成,幽门变形狭窄。结合患者的病史及影像学检查提示的胃窦及幽门良性狭窄的征象,诊断为成人幽门狭窄,最终内镜检查证实了诊断。

　　病例 2　男,67 岁。主诉:食欲减退、恶心、呕吐 1 月余。胃窦远端层面横断位动脉期 CT 图像示胃窦壁环形增厚,黏膜面强化较明显,局部胃腔狭窄,增厚胃壁浆膜面清晰光滑(图 2-7A、B);胃窦远端层面动脉期及静脉期 CT 冠状位重建图像示胃扩张,内可见潴留食物残渣,胃窦远端及幽门胃壁均匀增厚,浆膜面清晰光整,增厚处胃壁黏膜面强化为著(图 2-7C、D)。

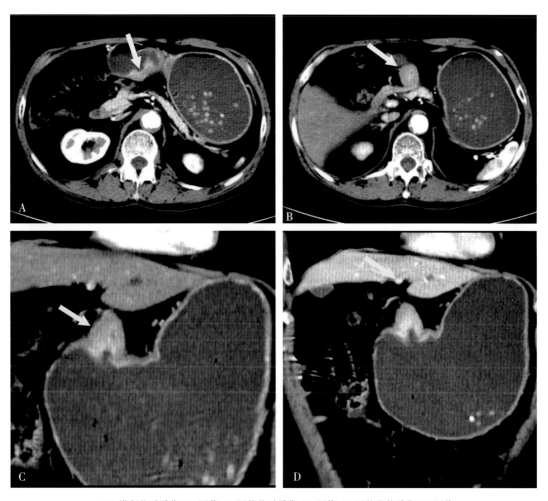

A、B. 横断位动脉期 CT 图像；C. 冠状位动脉期 CT 图像；D. 冠状位静脉期 CT 图像

图 2-7　成人幽门狭窄 CT 表现

诊断思路

67 岁男性，以"食欲减退、恶心、呕吐 1 月余"为主诉入院。患者于 1 月前无明显诱因出现上腹部不适，进食后饱胀感，嗳气频繁，伴恶心、呕吐，呕吐物为胃内容物，呕吐次数同进食有关，"奥美拉唑针、地塞米松针、甲氧氯普胺针、多潘立酮片"治疗有效，临床表现不具有特异性。CT 检查显示胃窦远端及幽门胃壁均匀增厚，幽门管狭窄，增强扫描后增厚胃壁可见强化，黏膜面强化较明显，增厚处胃壁浆膜面清晰光整，周围未见肿大淋巴结。CT 增强提示幽门良性狭窄的可能性较大，但不能完全除外恶性病变，需要进一步行 X 线造影检查来观察狭窄程度及狭窄段黏膜情况，最终确定诊断需要内镜下活检。

病例 3　女，68 岁。主诉：餐后上腹部不适伴呕吐 1 月余。查体：上腹部稍膨隆，可见胃肠型及蠕动波。实验室检查：血钾降低。X 线造影图像示胃充盈良好，胃腔稍扩大，幽门管腔细线样狭窄、对比剂通过困难（图 2-8A、B 箭头所示）。CT 平扫、静脉期横断位及静脉期冠状位图像示胃幽门管壁增厚,幽门管腔明显狭窄(箭头所示),近端胃扩张,增厚的胃壁强化尚均匀(图2-8C~E)。内镜图像示胃角、胃窦黏膜平薄,黏膜下血管透见,胃窦近幽门及胃腔变形,内镜难以通过(图2-8F、G)。胃窦活检病理图像示黏膜慢性炎症伴小灶活动性炎症,幽门螺杆菌(+)(图2-8H)。

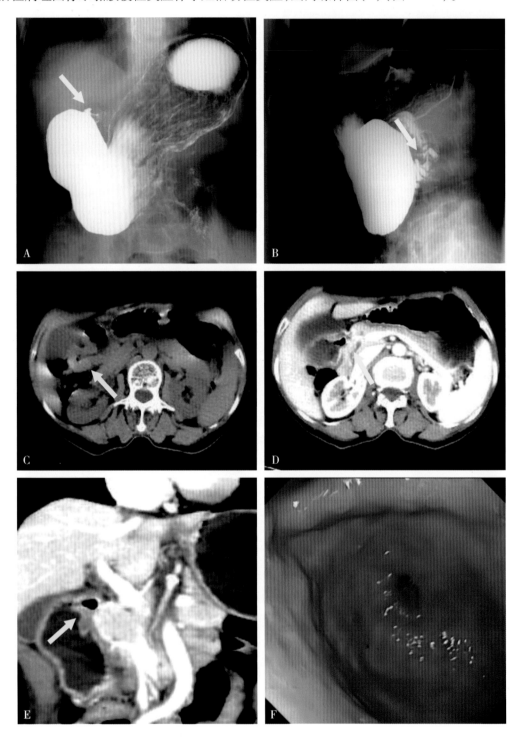

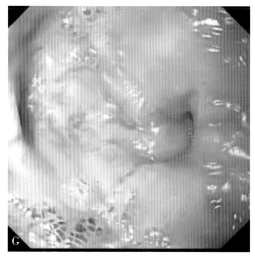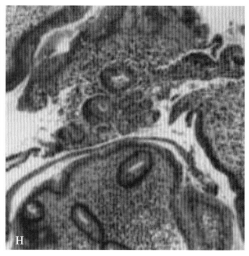

A、B.消化道造影图像；C、D.横断位平扫、静脉期 CT 图像；E.冠状位静脉期 CT 图像；F、G.内镜图像；
H.病理图像

图 2-8　成人幽门狭窄 X 线造影、CT、内镜及病理表现

诊断思路

68 岁女性，以"餐后上腹部不适伴呕吐 1 月余"为主诉入院。查体：上腹部稍膨隆，可见胃肠型及蠕动波。X 线造影图像示胃充盈良好，胃腔稍扩大，幽门管腔细线样狭窄、对比剂通过困难，提示幽门狭窄和上消化道梗阻的诊断。CT 图像可见胃幽门管壁增厚，幽门管腔明显狭窄，近端胃扩张，增厚的胃壁强化尚均匀；进一步证实了幽门管狭窄的诊断，并提示增厚的胃壁可能为炎性改变。内镜可见胃窦近幽门及胃腔变形，内镜难以通过，提示幽门狭窄。胃窦活检病理提示黏膜慢性炎症伴小灶活动性炎症，幽门螺杆菌（+），证实非癌性病变。结合患者的临床及影像表现，诊断为成人幽门狭窄。

临床要点

成人幽门狭窄是指成人因幽门环形肌肥厚导致幽门管狭窄梗阻，可以单独发生，也可以合并其他疾病。最常见的临床症状为呕吐，并伴有不同程度的上腹部不适，有进食后加重、呕吐后缓解的特点。本病常见的合并症有胃溃疡、胃炎、胃黏膜糜烂、胃出血及胃癌变。

梗阻症状一般不明显，间歇性发作者可内科对症治疗。对幽门梗阻症状明显的患者，可试行球囊扩张治疗，但大部分病例需要进行手术探查方能明确诊断。

【影像学表现】

1.X 线造影表现　主要表现为幽门管延长，管腔狭窄，幽门管开放延迟或开放不全。在胃窦部与十二指肠之间形成一段狭窄或者局部充盈不全的影像，病变区可见胃黏膜皱襞纵行固定，若球部充盈，则在基底部可见对称性凹陷。幽门前区胃壁增厚致胃腔环形狭窄或大小弯侧形成不同程度的充盈缺损，呈"双肩征"，胃的排空时间延长。

2. CT表现　一些成人幽门狭窄患者在CT扫描中显示远端胃壁增厚,但无特异性。

3. 超声表现　良性病变所致的幽门肌肥厚,常表现为胃内大量液体潴留,胃窦部胃壁增厚,幽门管狭窄,胃蠕动正常。胃癌所致的幽门梗阻,也可表现为胃内大量液体潴留,但在胃窦部或幽门管区可见低回声团块,部分可侵及胃大弯或胃小弯,胃壁不规则增厚、僵硬、蠕动消失。

4. 内镜表现　组织学上,幽门肌明显肥厚增生。大体上,长度超过1cm且肌肉壁厚度超过8mm的幽门通道通常被认为幽门肥厚。正常幽门口的直径范围为1.2~1.5cm。内镜检查结果可能包括"宫颈征"——一种固定的狭窄幽门,边缘光滑,可能成为十二指肠插管时的阻碍。

【鉴别诊断】

1. 幽门痉挛　幽门管的开放时间延迟,幽门梗阻大多呈间歇性,使用解痉药可缓解。胃窦不会发生变形,无"双肩征",无上腹部蠕动波。

2. 胃窦癌　充盈缺损常不规则,环形癌也可造成明显"双肩征"压迹,与肥大性幽门狭窄表现类似,但常伴有溃疡及邻近黏膜破坏,病变与正常胃壁分界清楚,且蠕动波不能抵达充盈缺损边缘,局部管壁僵硬,触诊多可扪及包块。

3. 胃窦炎　幽门管腔变窄且不规则弯曲,呈"鸭颈状",黏膜皱襞明显增粗、增厚,黏膜排列扭曲紊乱。狭窄位置与正常胃壁分界不清晰。

4. 良性肿瘤　如息肉、平滑肌瘤、胃内迷走胰腺等,多表现为局限性充盈缺损,边缘光滑整齐或呈环状,幽门管长度常不变。幽门排空时间不受影响。

第三节　重复幽门

病例　女,8岁。代主诉:胃镜显示消化道异常。X线钡剂造影图像示贲门通畅无反流,胃充盈呈"无力"型,蠕动正常,黏膜规整,未见明确龛影及充盈缺损等异常征象,可见幽门双通道显示(箭头所示),钡剂通过顺利(图2-9)。

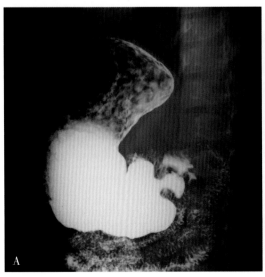
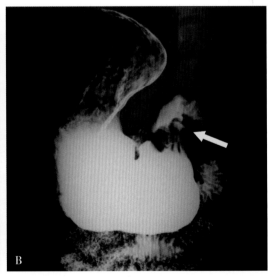

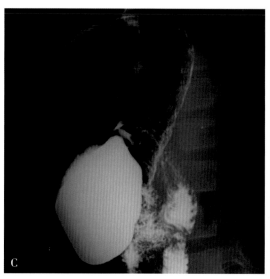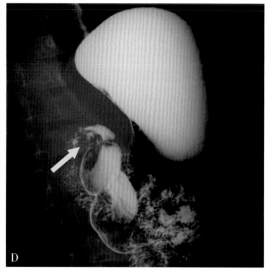

A ~ D. 胃肠道造影图像

图 2-9　重复幽门 X 线造影表现

诊断思路

8 岁患儿,以"胃镜显示消化道异常"为代主诉入院。X 线钡剂造影显示幽门双通道,钡剂通过顺利,符合良性病变的特征。结合患者的年龄及典型的胃肠造影表现,诊断为幽门重复畸形,即重复幽门。

临床要点

消化道重复畸形少见,男性多于女性。可以发生于消化道的任何部位,其中最常发生于回肠末端,发生在幽门部的最为少见,仅占所有消化道重复畸形的 2% 左右。其确切发病机制目前尚不清楚。

患者临床表现从无症状到急腹症不等,通常取决于幽门重复的病变部位、大小、占位效应、重复幽门内是否存在胃黏膜以及重复幽门是否与邻近胃腔相通。查体时常可触及上腹部肿块。重复幽门有时会引起并发症,如穿孔、恶性肿瘤等,但由重复幽门引起的恶性肿瘤,在儿童中非常罕见。大多数患者可表现出亚急性肠梗阻的特征。60% 的患者重复幽门将终身存在,另有 25% 的患者,重复幽门可自行闭合,或与幽门融合成一个管腔。双幽门的形成可能与糖尿病、慢性阻塞性肺疾病、肝硬化等密切相关,也可与长期服用非甾体类及类固醇类药物所引起的黏膜愈合不良有关。

【影像学表现】

1. X 线造影表现　可见幽门部囊性肿块,多不与胃腔相通,可压迫胃窦和幽门通道,导致胃排空延缓,对比剂滞留,与正常幽门共用部分胃壁肌层。少数与胃腔相通,可被对比剂充填显影,部分可见幽门双通道显示。

2. 超声表现 常表现为幽门部的无回声肿块,张力较高,呈类圆形或圆形,不与正常肠管相通,两端为盲端,无蠕动;囊壁厚0.2~0.4 cm,一般为双层结构,线状高回声为黏膜层,低回声为肌层结构,且紧贴幽门,有时可与幽门共壁,囊腔无分隔,囊内液体多清亮;囊肿可压迫幽门造成幽门梗阻,少数囊肿带蒂,则表现与幽门关系不密切。

3. 内镜表现 幽门处可见瘘管通往十二指肠,十二指肠腔与幽门之间可形成"黏膜桥"相隔。十二指肠及黏膜桥可见溃疡及白苔。

【鉴别诊断】

胃窦重复畸形:重复幽门畸形有时易与胃窦重复畸形相混淆,二者均可表现为幽门狭窄,但是依据其组织结构与解剖形态的不同可以对二者进行鉴别。

参考文献

[1]黄鹏凌,裴广华. 新生儿胃(幽门)重复畸形致幽门梗阻超声表现1例[J].中华超声影像学杂志,2018,27(10):919-920.

[2]RATTAN K N,BANSAI S,DHAMIJA A. Gastrointestinal duplication presenting as neonatal intestinal obstruction:an experience of 15 years at tertiary care centre[J]. J Neonatal Surg,2017,6(1):5.

第三章　良恶性胃溃疡

病例 1　女,63 岁。主诉:间断左上腹疼痛 1 月余。实验室检查:幽门螺杆菌(HP)现症感染抗体弱阳性(±),幽门螺杆菌既往感染抗体弱阳性(±)。横断位平扫、动脉期以及静脉期 CT 图像示胃充盈欠佳,贲门小弯侧局部增厚,胃壁内见凹陷(图 3-1A～C);静脉期冠状位、矢状位重建 CT 图像示黏膜连续性欠佳(箭头所示),溃疡底部光滑整齐,边缘与正常黏膜相延续(图 3-1D、E)。贲门活检病理图像示黏膜重度慢性活动性炎伴溃疡及肉芽组织增生(图 3-1F)。

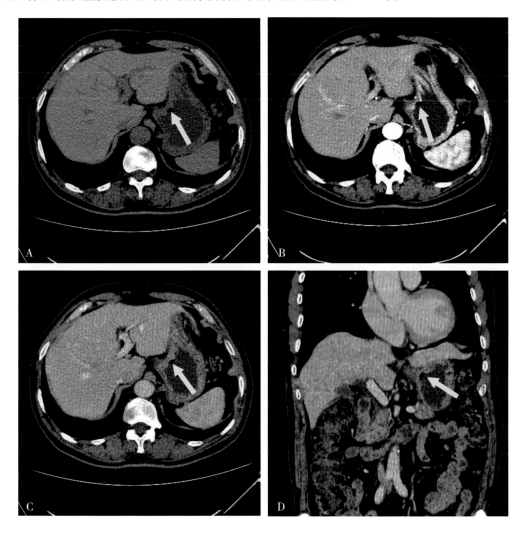

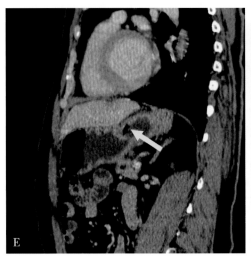
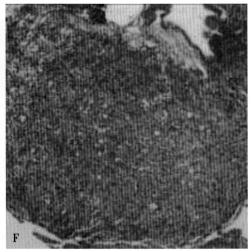

A～C.横断位平扫、动脉期及静脉期CT图像;D.冠状位静脉期CT图像;E.矢状位静脉期CT图像;
F.病理图像

图3-1 良性胃溃疡CT及病理表现

诊断思路 ▌▌▌

63岁女性,以"间断左上腹疼痛1月余"为主诉入院。1年前无明显诱因出现左上腹疼痛,为间断性钝痛,进食后加重,伴有黑便。查体:未见明显异常体征。CT图像可见贲门小弯侧增厚,胃壁内见凹陷,黏膜连续性欠佳,溃疡底部光滑整齐,边缘与正常黏膜相延续。结合患者临床表现及影像学特征考虑为胃溃疡;病理结果显示胃黏膜重度慢性活动性炎伴溃疡及肉芽组织增生,排除恶性病变,诊断为良性胃溃疡。

病例2 男,69岁。主诉:上腹部疼痛伴嗳气1年余,进食后加重。查体:剑突下压痛,无反跳痛。实验室检查:红细胞计数下降,血红蛋白含量下降,红细胞分布宽度增加。X线钡剂造影图像示胃体小弯侧见一突出于胃腔之外的龛影,呈类圆形,形态规则,直径约6.5 mm,此龛影边缘规整,邻近黏膜破坏、纠集,并见"环堤征"(图3-2)。

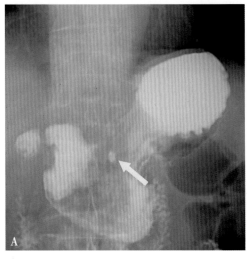
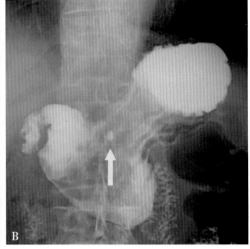

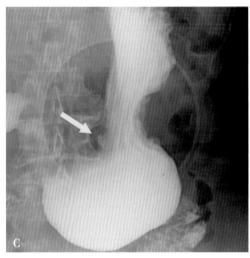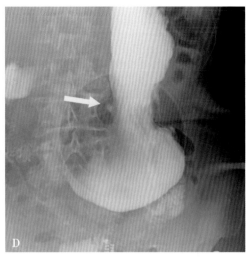

A、B. 仰卧位黏膜像；C、D. 立位充盈像

图 3-2　良性胃溃疡 X 线造影表现

诊断思路

　　69 岁男性，以"上腹部疼痛伴嗳气 1 年余，进食后加重"为主诉入院。患者有剑突下压痛，实验室检查红细胞计数及血红蛋白含量下降，提示上消化道出血可能，应考虑到溃疡的可能。X 线钡剂造影示胃体小弯侧见一突出于胃腔之外的龛影，呈类圆形，形态规则，直径约 6.5 mm，此龛影边缘规整，邻近黏膜破坏、纠集，并见"环堤征"。因龛影内未延续正常胃黏膜，可排除憩室的诊断。其次，需要鉴别恶性溃疡，恶性溃疡的龛影一般位于胃轮廓内，形态不规则，边缘毛糙。综上，考虑诊断为良性胃溃疡。

　　病例 3　男，46 岁。主诉：上腹部不适 1 月余，发现黑便 10 天余。查体：剑突下压痛，无反跳痛。实验室检查：肿瘤异常糖链糖蛋白（TAP）升高，非小细胞肺癌抗原 21-1 升高。X 线造影图像示胃体、胃角不规则充盈缺损影，形态不规则，边缘不规整，内部可见深大龛影，龛影位于胃轮廓内，形态不规则，外缘平直，内缘见多个尖角，呈"半月征"，局部胃腔狭窄（图 3-3A ~ D）。CT 平扫、动脉期及静脉期横断位图像示胃充盈良好，胃体、胃角见胃壁不规则增厚，增厚的胃壁明显不均匀强化，黏膜中断，增厚的胃壁内见一不规则龛影，内部凹凸不平，强化不均，胃周间隙模糊（图 3-3E ~ G）。胃体、胃窦活检病理图像示胃体、胃窦低分化腺癌，Lauren 分型为弥漫型（图 3-3H）。

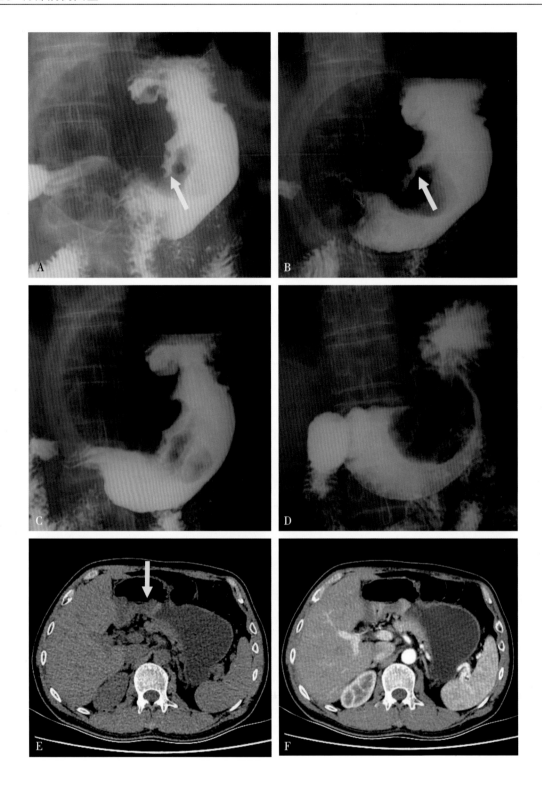

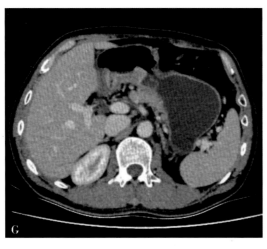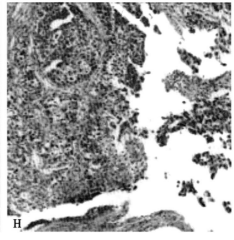

A～D.消化道造影图像;E～G.横断位平扫、动脉期及静脉期 CT 图像;H.病理图像

图 3-3　恶性胃溃疡 X 线造影、CT 及病理表现(病例3)

【诊断思路】

46 岁男性,以"上腹部不适 1 月余,发现黑便 10 天余"为主诉入院。腹痛、黑便,提示上消化道出血可能,应考虑肿瘤、溃疡的可能。X 线造影显示胃体、胃角不规则充盈缺损影,形态不规则,边缘不规整,内部可见深大龛影,龛影位于胃轮廓内,形态不规则,外缘平直,内缘见多个尖角,呈"半月征"。以上 X 线造影征象高度提示恶性溃疡。另外,CT 图像可见胃壁不规则增厚,增厚的胃壁明显不均匀强化,黏膜中断;增厚的胃壁内见一不规则龛影,内部凹凸不平,强化不均;进一步证实胃占位合并内部溃疡的诊断。同时可以观察到胃周间隙模糊,胃周未见肿大淋巴结等征象。病理结果证实为胃体、胃窦低分化腺癌,即溃疡型胃癌。

病例 4　男,73 岁。主诉:间断上腹疼痛不适 1 月余,加重半月,伴有黑便。查体:腹部有压痛,无反跳痛。实验室检查:肿瘤异常糖链糖蛋白 TAP 升高。X 线钡剂造影图像示胃大弯侧不规则充盈缺损影,形态不规则,边缘不规整,内部可见深大龛影,该龛影形态不规则,内缘见多个尖角,周围见"环堤"及"指压状"切迹(图 3-4A～D)。平扫及增强 CT 图像示胃充盈良好,胃大弯侧见胃壁不规则增厚,增厚的胃壁明显不均匀强化,黏膜中断;增厚的胃壁内见一不规则龛影,内部凹凸不平,强化不均,胃周间隙模糊(图 3-4E～I)。胃体活检病理图像示普通型腺癌,Lauren 分型为混合型,大体类型为溃疡型(图 3-4J)。

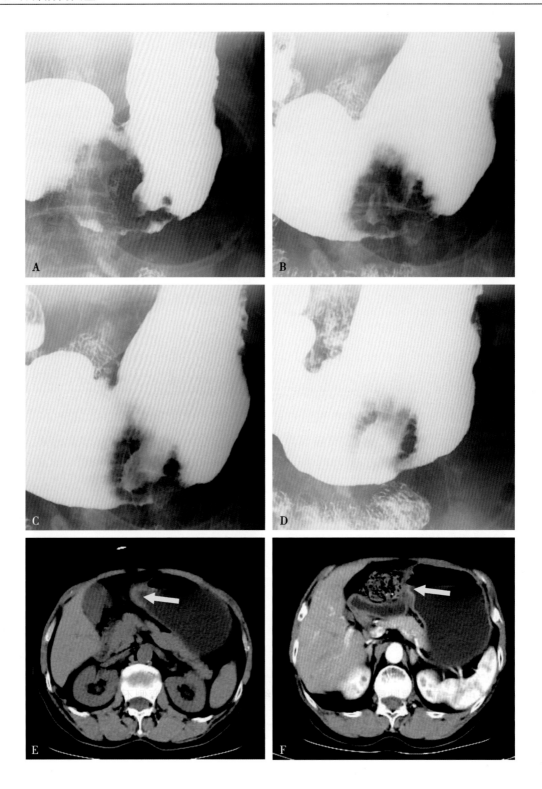

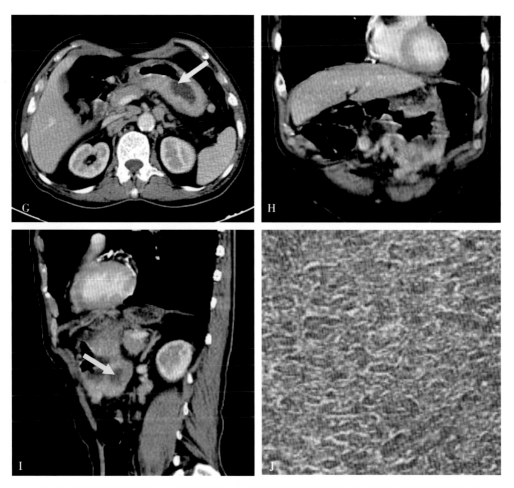

A～D.消化道造影图像;E～G.横断位平扫、动脉期及静脉期 CT 图像;H.冠状位静脉期 CT 图像;I.矢状位静脉期 CT 图像;J.病理图像

图 3-5　恶性胃溃疡 X 线造影、CT 及病理表现(病例 5)

诊断思路

　　72 岁男性,以"上腹部胀痛伴黑便 1 月余"为主诉入院。腹痛、黑便,提示上消化道出血可能,应考虑肿瘤、溃疡、血管异常等可能。X 线造影显示胃体及胃窦后壁不规则充盈缺损影,形态不规则,边缘模糊、毛糙,界限不清,其内见一形态不规则龛影,位于胃轮廓之内,龛影内部凹凸不平,边缘模糊、毛糙,邻近胃黏膜中断破坏。X 线征象提示恶性胃溃疡。CT 检查显示胃体及胃窦后壁显著不规则增厚,边缘模糊、毛糙,增强后胃壁呈明显不均匀分层强化,内面见不规则凹陷,黏膜破坏,进一步证实溃疡型胃癌的诊断。最终病理结果为全胃及网膜中-低分化腺癌,即溃疡型胃癌,Lauren 分型为肠型。

　　病例 6　男,65 岁。主诉:上腹胀痛 6 月余,体重明显下降。查体:剑突下压痛,无反跳痛。X 线造影示胃壁僵硬,蠕动减弱,胃体小弯侧见不规则充盈缺损影,形态不规则,边缘模糊、毛糙,界限不清,其内见一形态不规则龛影,位于胃轮廓之内,龛影内部凹凸不平,边缘模糊、毛糙,邻近胃黏膜中断破坏,并见"半月征"(箭头所示)(图 3-6A~F)。平扫及增强 CT 图像示胃体及胃窦后壁显著不规则增厚,边缘模糊、毛糙,增强后胃壁呈明显不均匀分层强化,内面见不规则凹陷,黏膜破坏,胃周见索条影及多发小淋巴结影(图 3-6G~K)。胃活检病理图像示黏膜内腺癌(图 3-6L)。

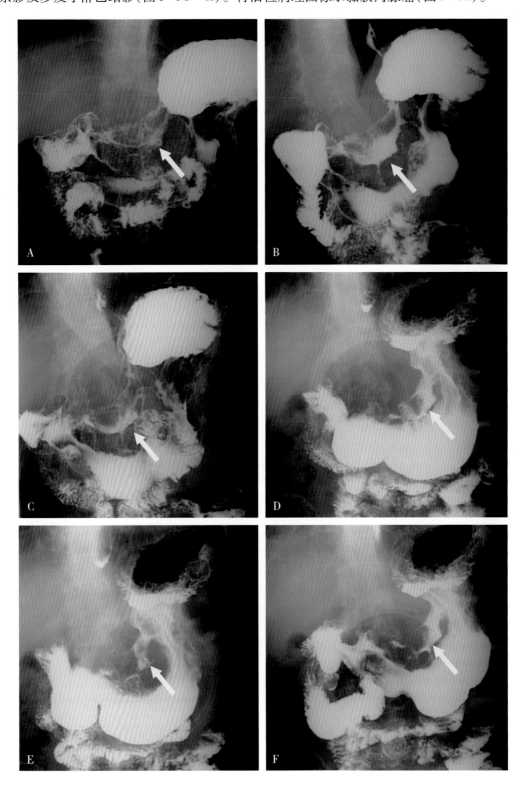

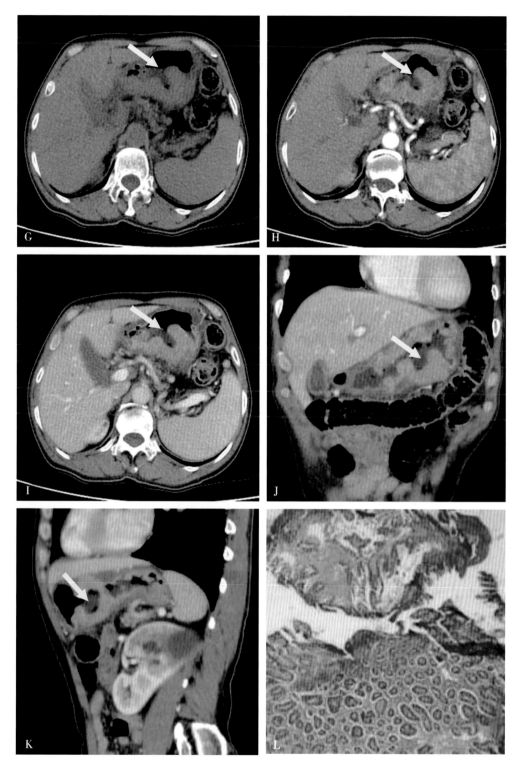

A～F.消化道造影图像;G～I.横断位平扫、动脉期及静脉期 CT 图像;J.冠状位静脉期 CT 图像;K.矢状位静脉期 CT 图像;L.病理图像

图 3-6　恶性胃溃疡 X 线造影、CT 及病理表现(病例 6)

诊断思路

65 岁男性,以"上腹胀痛 6 月余,体重明显下降"为主诉入院。腹痛、黑便,提示上消化道出血可能,应考虑肿瘤、溃疡、血管异常等可能。X 线造影显示胃壁僵硬,蠕动减弱,胃体小弯侧见不规则充盈缺损影,形态不规则,边缘模糊、毛糙,界限不清,其内见一形态不规则龛影,位于胃轮廓之内,龛影内部凹凸不平,边缘模糊、毛糙,邻近胃黏膜中断破坏,并见"半月征"。X 线征象提示恶性胃溃疡的诊断。CT 检查显示胃体及胃窦后壁显著不规则增厚,边缘模糊、毛糙,增强后胃壁呈明显不均匀分层强化,内面见不规则凹陷,黏膜破坏,进一步证实溃疡型胃癌的诊断。最终病理结果证实为黏膜内腺癌,即溃疡型胃癌。

临床要点

良性胃溃疡是消化道的常见疾病,其病理改变主要是胃壁的溃烂缺损,形成壁龛,常常可导致慢性穿孔、急腹症等并发症。胃溃疡常单发,多发生在胃小弯及胃角附近,其次发生在胃窦部,其他部位比较少见。胃良性溃疡形态多样,但一般多为圆形、类圆形和线状。临床表现主要是上腹部疼痛,具有反复性、周期性和节律性的特点,此外尚有恶心、呕吐、嗳气与反酸等症状。若有出血则有呕血或黑便,严重者可有幽门梗阻。良性胃溃疡也可发生恶变。

恶性胃溃疡通常是指胃内恶性肿瘤表面的溃疡。最常见的恶性肿瘤是胃癌,其次是胃黏膜相关淋巴瘤和胃神经内分泌肿瘤。胃镜下恶性胃溃疡通常较大但较浅,形状不规则,边缘不整齐,胃黏膜皱襞可见中断,溃疡口部呈"火山口状",底部不平而污秽。溃疡型胃癌临床表现通常为胃癌的一般临床表现,患者表现为恶心、呕吐、腹部疼痛、食欲减退、呕血等,查体可见腹部包块。

【影像学表现】

1. 良性溃疡

(1)X 线造影表现:因溃疡的形状、大小、数目、部位及病程不同,X 线上表现各异。归纳起来可分为两类:①直接征象,是溃疡本身的改变;②间接征象,是溃疡所致的功能性与瘢痕性的改变。

1)直接征象:胃溃疡的直接征象是龛影,是钡剂充填胃壁缺损的直接投影。切线位表现为突入胃壁的乳头状、半圆形、锥状或其他形状龛影,位于胃腔轮廓线之外。龛影的边缘光滑锐利、整齐。溃疡的底部,无论正面观还是侧位观,大部分光滑、整齐。

溃疡口部常有一圈黏膜水肿形成的透明带,一般认为是良性溃疡的特征,依据其范围与位置的不同而有如下表现。①黏膜线,为龛影口部一条宽 1~2 mm 的光滑整齐的透明线;②"项圈征",为龛影口部的透明带,宽 0.5~1.0 cm,形如项圈;③"狭颈征",龛影口部明显狭小,龛影犹如具有一个狭长的颈;④良性溃疡的另一特征为慢性溃疡周围的瘢痕收缩而形成的黏膜皱襞均匀性纠集,皱襞向龛影口部集中且达口部边缘并逐渐变窄。

2)间接征象:胃溃疡引起的功能性改变可有如下表现。①痉挛性改变,其特征为胃壁上的切迹,小弯侧溃疡在大弯侧的相对应处出现深的痉挛切迹,犹如一个手指指向龛影。②胃液分泌增多。③胃蠕动的变化。此外,龛影部位常有不同程度的压痛及不适感。胃溃疡引起的瘢痕性改变可导致胃变形或狭窄,形成"葫芦样"胃或"哑铃样"胃,发生在幽门处的溃疡则可引起幽门狭窄或梗阻。

(2)CT 表现:良性溃疡缺损有时可以穿透肌层达浆膜下,甚至穿透浆膜层,周围胃壁可见不同程度增厚,溃疡口部的胃壁可形成环周隆起,并向溃疡口轻度翻入,造成溃疡口部相对较窄。增强扫描周围强化的胃壁黏膜层于溃疡边缘中断,可与胃癌相鉴别。胃腔在充盈适当的条件下,溃疡周围胃壁增强后可见 2～3 层的分层结构,黏膜层(最内层)强化明显,黏膜下层(中层)呈相对低密度,肌肉浆膜层(最外层)较黏膜层强化略弱。

(3)超声表现:局部胃壁结构的缺损、破坏,表现为胃壁不同深度的超声回声层缺失,回声紊乱以及溃疡底部和周围隆起部位表层下的低回声影,有时可累及胃壁全层,但无胃外侵犯粘连。

(4)内镜表现:良性胃溃疡的胃腔形态是规则的,除非溃疡巨大,局部的病灶一般不会使胃壁变形,黏液湖是清晰的,即使是急性胃溃疡或活动期胃溃疡也仅少部分患者有血染,黏液湖血染即意味着出血;溃疡的基底部凹陷,呈"锅底状"改变,表面附着白苔,边缘整齐,并与胃壁相平,胃蠕动较强,触感胃壁及病灶区较松软。

2.恶性溃疡

(1)X 线造影表现:龛影形状多不规则,呈半月形,外缘平直,内缘不整齐且有多个尖角;龛影位于胃轮廓内;龛影周围绕以宽窄不等的透明带,即"环堤",轮廓不规则而锐利,常见"结节状"或"指压状"充盈缺损。以上表现被称为"半月综合征"。

(2)CT 表现:溃疡的边缘增厚隆起,溃疡的底部凹凸不平,病变部位向周边的胃壁组织侵袭,局部胃壁可见增厚;增强扫描后可见病变从溃疡底部至边缘明显强化。早期胃壁黏膜层增厚,黏膜下层、肌层及浆膜层结构正常,如肌层结构中断,局部出现与病变强化一致的表现,表明病变为进展期胃癌。进展期溃疡型胃癌可表现为从内侧黏膜层到外侧浆膜层的逐渐强化,肿瘤最终于平衡期达到完全强化。胃癌病变进一步进展可穿透浆膜层,致浆膜层外缘不光整,周围脂肪间隙密度不均匀,局部可见转移所致的肿大淋巴结。

(3)超声表现:低回声病灶,且边缘不规则,同时边界为浸润状,可有胃壁的全层破坏甚至造成周围器官的侵犯,周围可见圆形或类圆形淋巴结,直径超过 10 mm,且回声低;个别患者可见胃壁增厚。

(4)内镜表现:内镜直视下恶性胃溃疡胃腔形态多不规则,可能是癌组织浸润损害胃壁,以致胃腔变形;溃疡的基底部多不规则,边缘不整齐,呈"堤坝状",胃蠕动减弱或消失,触感胃壁较僵硬。

【鉴别诊断】

胃溃疡根据其典型表现,一般不难诊断,但有时因为瘢痕组织的不典型增生或者溃疡比较扁平,易与恶性胃溃疡混淆。良性胃溃疡与恶性胃溃疡的鉴别,应从龛影形状、龛影位置、龛影口部的充钡状态及周围黏膜皱襞情况、邻近胃壁的柔软性与蠕动方面综合分析,详见表3-1。

表3-1　良、恶性胃溃疡的鉴别要点

鉴别要点	良性	恶性
龛影形状	正面观呈圆形或椭圆形,边缘光滑、整齐	不规则,星芒状
龛影位置	突出于胃轮廓外	位于胃轮廓之外

续表 3-1

鉴别要点	良性	恶性
龛影周围与口部	黏膜水肿的表现有黏膜线、"项圈征"和"狭颈征"等,黏膜皱襞向龛影集中直达龛影口部	"指压状"充盈缺损,有不规则"环堤",皱襞中断、破坏
邻近胃壁	柔软,有蠕动波	僵直、陡直、蠕动消失

参考文献

[1]魏宇,邓茗中,邱巍.多层螺旋 CT 扫描诊断恶性胃溃疡的临床价值[J].医疗装备,2021,34(18):20-21.

[2]韩萍,于春水.医学影像诊断学[M].4 版.北京:人民卫生出版社,2016:363-367.

第四章　慢性胃炎

病例 1　女,64 岁。主诉:腹痛 2 个月,发热 1 月余。体格检查:腹正中可见一约 15 cm 手术瘢痕。实验室检查:白细胞计数 $4.8×10^9/L$,中性粒细胞百分数 80.4%。X 线造影示胃充盈呈"牛角型",黏膜皱襞粗大不均,部分排列紊乱(图 4-1A、B)。横断位动脉期 CT 图像示胃壁弥漫性增厚,黏膜下层水肿,密度降低,呈轻度强化(图 4-1C);横断位静脉期 CT 图像示增厚胃壁持续性轻度强化(图 4-1D);冠状位、矢状位静脉期 CT 图像清晰显示胃体弥漫性胃壁增厚,分层强化,黏膜下层密度降低(图 4-1E、F)。

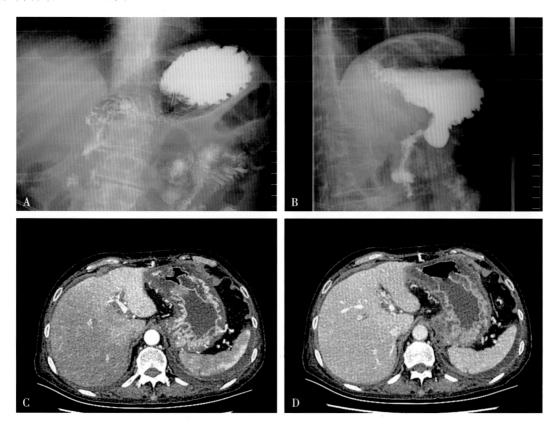

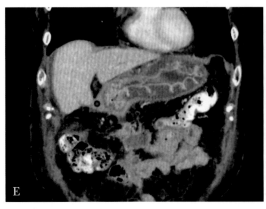
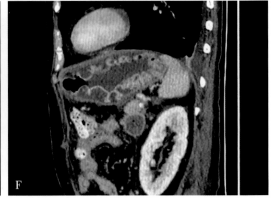

A、B. 消化道造影图像;C. 横断位动脉期 CT 图像;D. 横断位静脉期 CT 图像;E. 冠状位静脉期 CT 图像;F. 矢状位静脉期 CT 图像

图 4-1　胃炎 X 线造影及 CT 表现

诊断思路 ▮▮▮

　　64 岁女性,2 个月前因急性胰腺炎行"胆囊切除术+胆管扩张术+胰腺坏死组织清除术"。术后发热 1 月余。查体:腹正中见手术瘢痕。实验室检查显示中性粒细胞百分数增高。上消化道 X 线造影显示胃黏膜皱襞粗大不均,部分排列紊乱;CT 图像显示胃壁弥漫性增厚,黏膜下层水肿,密度降低,呈分层轻度强化;结合患者既往胰腺炎病史及典型的影像学特征,诊断为胃炎伴胃壁水肿。

　　病例 2　男,72 岁。主诉:食欲减退、早饱 1 月余。查体:中上腹按压痛。实验室检查无异常。X 线造影示胃黏膜毛糙欠光整、部分皱襞增粗(图 4-2A、B)。内镜示胃体多发颗粒状隆起(图 4-2C)。病理示胃窦、胃体黏膜慢性炎症(图 4-2D)。

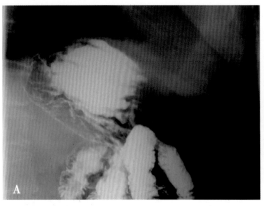
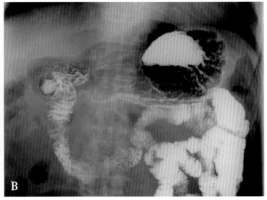

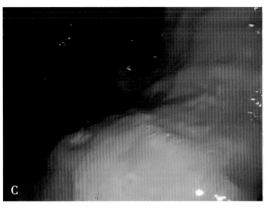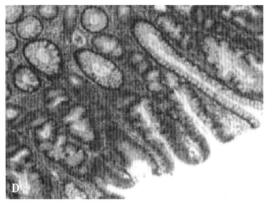

A、B. 消化道造影图像；C. 内镜图像；D. 病理图像

图4-2 胃炎X线造影、内镜及病理表现（病例2）

诊断思路

72岁男性，食欲减退、早饱伴反酸、腹痛，查体：中上腹按压痛。实验室检查无异常。X线造影显示胃黏膜毛糙、部分皱襞增粗。内镜示胃体多发颗粒状隆起。结合患者典型的临床症状和影像学表现，考虑为慢性胃炎。病理示胃窦、胃体黏膜慢性炎症。最终临床诊断为慢性胃炎。

病例3 男，66岁。主诉：上腹间断性疼痛2年余，伴腹胀、反酸、烧心。查体无异常。X线造影示胃充盈呈"钩型"，胃底、胃小弯侧及胃窦局部黏膜毛糙欠光整，胃体部分黏膜皱襞粗（图4-3A~D）。内镜示胃窦黏膜发白，黏膜下血管可透见，可见多发片状充血、水肿、糜烂（图4-3E）。病理示胃窦、胃体黏膜慢性炎（图4-3F）。

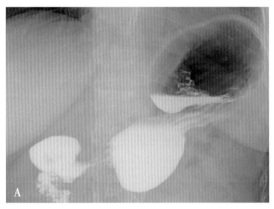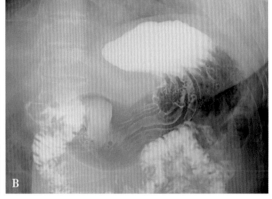

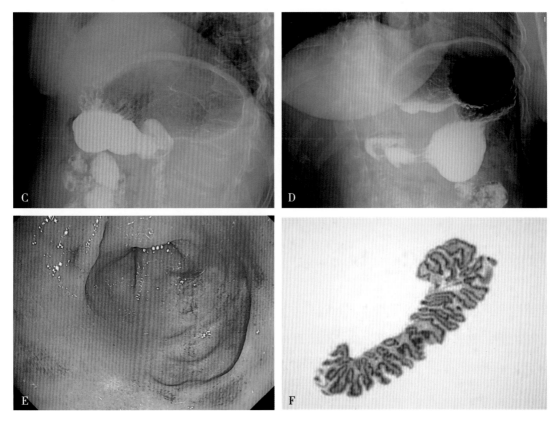

A~D. 消化道造影图像;E. 内镜图像;F. 病理图像

图4-3 胃炎X线造影、内镜及病理表现(病例3)

诊断思路

66岁男性,无诱因间断性上腹部隐痛2年,伴腹胀、反酸、烧心,提示胃部疾病。X线造影显示胃黏膜毛糙、部分皱襞粗大。结合患者典型的临床症状和X线造影表现,考虑为慢性胃炎。内镜示胃窦黏膜发白,黏膜可见多发片状充血、水肿、糜烂。病理示胃窦、胃体黏膜慢性炎症。最终临床诊断为慢性胃炎。

病例4 女,35岁。主诉:间断腹痛1周余,伴腹胀。查体:上腹部压痛。X线造影示胃充盈呈"钩型",胃体及胃窦部黏膜毛糙欠光整、部分皱襞增粗,胃窦部局部伴压迹(图4-4A~D)。内镜示胃窦、胃体黏膜散在多发点状发红,呈"颗粒状"改变(图4-4E)。病理示黏膜慢性炎症(图4-4F)。

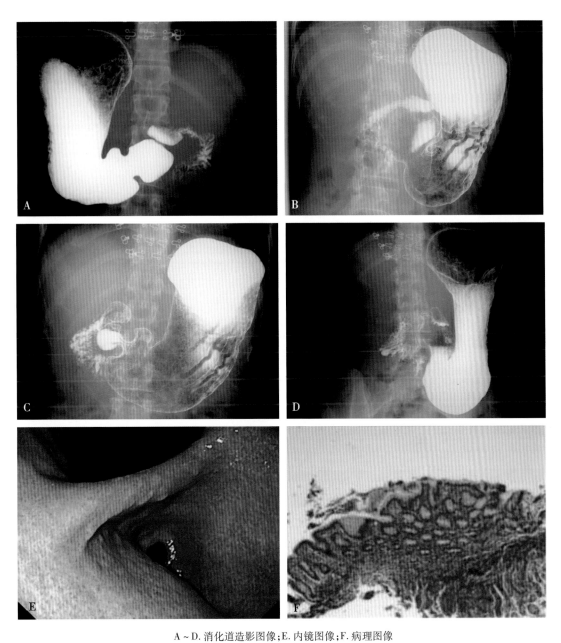

A～D.消化道造影图像;E.内镜图像;F.病理图像

图4-4 胃炎X线造影、内镜及病理表现(病例4)

诊断思路

35岁女性,饱食后腹部疼痛1周余,伴腹胀,提示胃部疾病。X线造影显示胃体、胃窦部黏膜毛糙、部分皱襞增粗。结合患者典型的临床症状和X线造影表现,考虑为慢性胃炎。内镜示胃窦、胃体黏膜散在多发点状发红,呈"颗粒状"改变;病理示黏膜慢性炎症。最终临床诊断为慢性胃炎。

———— ◄◄◄ 临床要点 ►►► ————

慢性胃炎是一种由多种原因引起的胃黏膜炎症和/或腺体萎缩性病变,病因至今尚未完全阐明,一般认为由物理性、化学性或生物性有害因素持续性反复作用于易感人群易引起本病,目前认为幽门螺杆菌(Helicobacter pylori,HP)的感染是引起慢性胃炎最主要的病因。慢性胃炎的分类方法多样,常分为浅表型、萎缩型与肥厚型。慢性胃炎组织学上可见黏膜层充血、水肿并有炎症细胞浸润和纤维组织增生,可见黏膜层、黏膜下层增厚,以及黏膜皱襞增粗,胃小沟变深、宽窄不一。

多数慢性胃炎患者可无临床症状,部分有症状者表现为中上腹不适、饱胀、隐痛、烧灼痛,也常有食欲减退、嗳气、反酸及恶心等消化不良症状。慢性胃炎的症状和体征均缺乏特异性,确诊需要依靠胃镜检查及胃黏膜组织病理学检查、幽门螺杆菌检测,部分患者需要相关影像学检查排除胆胰疾病。

【影像学表现】

1. X线造影表现　①胃黏膜皱襞增粗;②胃黏膜紊乱,呈迂曲、交叉状,有时还有横行或斜行黏膜出现;③胃蠕动异常,亢进、正常及减弱;④胃黏膜稀少或消失;⑤胃小沟增宽:不同程度的胃小沟增宽,其密度和粗细程度由均匀变为不均匀;⑥胃小区增大;⑦胃黏膜充血、水肿。

(1)浅表性胃炎:轻症时X线表现常无异常改变,中度以上才显示黏膜皱襞略粗、紊乱,胃小区和胃小沟轻微增宽、增大。

(2)萎缩性胃炎:胃黏膜表层炎症的同时伴有黏膜内腺体的减少、变小,甚至萎缩,双重对比剂检查时可显示胃小沟浅而细,胃小区显示不清或形态不规则。

(3)肥厚性胃炎:由于胃黏膜上皮与腺体都出现肥厚,X线黏膜像可见黏膜皱襞隆起、粗大而宽,排列紊乱、扭曲不正,皱襞数量减少,常有多发浅表溃疡及大小不等的息肉样结节;充盈像时,胃轮廓呈"波浪状"。

此外,慢性胃炎还可出现空腹胃液增多,胃蠕动亢进等非特异性X线征象。胃炎也常与胃溃疡、十二指肠球部溃疡、胃黏膜脱垂等并存,在诊查时应引起注意。

2. 内镜表现　分为慢性非萎缩性胃炎和慢性萎缩性胃炎两大基本类型。①慢性非萎缩性胃炎:可见黏膜红斑、黏膜出血点或斑块、黏膜粗糙伴或不伴水肿、充血渗出等基本表现。②慢性萎缩性胃炎:可见黏膜红白相间,以白为主,皱襞变平甚至消失,部分黏膜血管显露;黏膜表面粗糙不平,呈"颗粒状"或"结节状"表现。

3. 超声造影　口服对比剂充盈胃腔后,阻断气体及内容物对超声波干扰的同时,让胶质成分在病灶黏膜上积聚,形成团块或条索状强光团,进而形成良好的界面,超声可借此确定胃壁增厚程度和胃壁黏膜的完整性。胃炎的胃壁黏膜粗细不均匀及黏膜连续性差;胃壁黏膜表面粗糙,以低回声为主;胃肌层回声增粗、增强,因此在浅小凹陷处常可见肌层的强回声光斑。

【鉴别诊断】

由于慢性胃炎影像学征象不典型,所以在诊断过程中主要依靠胃镜和活体组织病理检查。

1.胃癌　慢性胃炎的症状如食欲减退、上腹不适、贫血等,少数胃窦胃炎的 X 线征象与胃癌相似,但胃癌在 X 线造影上可显示"充盈缺损""龛影""指压痕""裂隙征""半月综合征"等特征性表现。

2.消化性溃疡　两者均有慢性长期上腹痛,但消化性溃疡以上腹部规律性、周期性疼痛为主,而慢性胃炎的疼痛很少有规律性,并以消化不良为主。消化性溃疡的 X 线造影可示龛影、胃大弯侧痉挛性切迹等特征性表现。

参考文献

[1]胡卫东,项立,刘军,等.气钡双对比造影对慢性胃炎的诊断价值[J].现代医用影像学,2007,16(5):217-219.

[2]王向阳,杨瑜明,刘展,等.上消化道 X 线钡剂造影确诊难治性慢性胃炎的价值[J].临床误诊误治,2015,28(5):26-28.

[3]刘勤学,陈杰林,简国亮,等.胃肠超声造影声像特征诊断急性与慢性胃炎的临床价值[J].医学理论与实践,2021,34(16):2853-2855.

第五章　胃良性肿瘤及瘤样病变

第一节　胃息肉

病例1　女,61岁。主诉:阵发性上腹钝痛1月余,进食不当可加重,伴早饱,腹胀。查体无异常。横断位平扫CT图像示胃大弯侧突向腔内小圆形等密度结节,直径约6.5 mm,边界清,可见蒂相连胃壁(图5-1A);横断位动脉期CT图像示结节呈轻度强化(图5-1B);横断位静脉期CT图像示结节呈持续性强化(图5-1C);冠状位静脉期CT图像示突向胃腔内强化结节(图5-1D)。内镜示胃体中部大弯侧一枚息肉,表面充血、发红,有蒂(图5-1E)。病理示增生性息肉(图5-1F)。

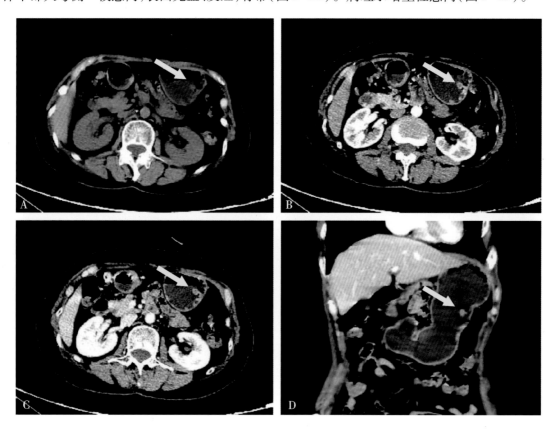

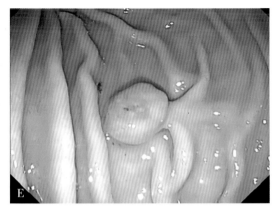
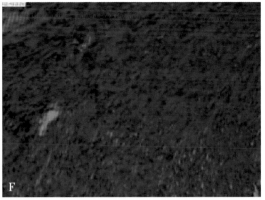

A. 横断位平扫 CT 图像；B. 横断位动脉期 CT 图像；C. 横断位静脉期 CT 图像；D. 冠状位静脉期 CT 图像；E. 内镜图像；F. 病理图像

图 5-1　胃息肉 CT、内镜及病理表现（病例 1）

诊断思路

61 岁女性，阵发性上腹钝痛 1 月余，进食不当可加重，伴早饱，腹胀。CT 图像显示胃大弯侧椭圆形软组织密度结节，边界清，有蒂，呈轻度强化。患者临床症状提示胃部相关疾病，结合其 CT 上轻度强化的突向腔内软组织结节的影像特征，拟诊断为胃炎或者胃息肉。胃镜及病理证实诊断为胃增生性息肉。

病例 2　女，40 岁。主诉：体检发现胃多发息肉，结肠多发息肉 1 周。查体无异常。横断位平扫 CT 图像示胃大弯侧胃壁局限性稍增厚，可见扁平结节状突起（图 5-2A）；横断位动脉期 CT 图像示增厚处胃壁呈轻度强化，黏膜光滑（图 5-2B）；横断位、冠状位静脉期 CT 图像示病变持续性、渐进性强化（图 5-2C、D）。内镜示胃大弯侧胃壁多发"颗粒状"隆起（图 5-2E）。病理示胃底腺息肉（图 5-2F）。

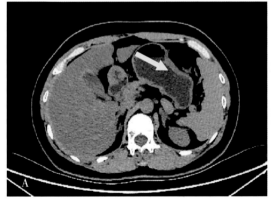
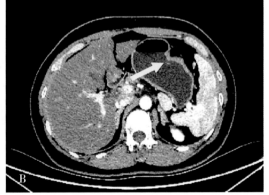

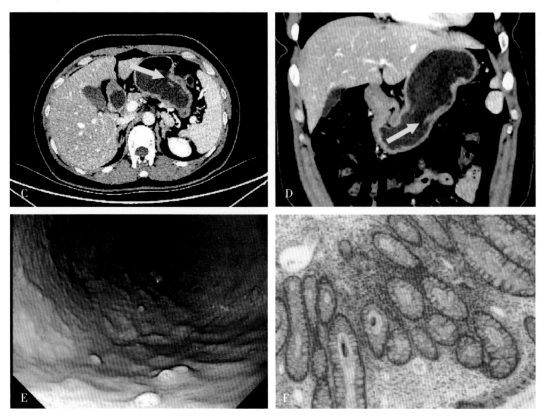

A.横断位平扫 CT 图像;B.横断位动脉期 CT 图像;C.横断位静脉期 CT 图像;D.冠状位静脉期 CT 图像;E.内镜图像;F.病理图像

图 5-2　胃息肉 CT、内镜及病理表现(病例 2)

诊断思路 ▌▌▌

　　40 岁女性,内镜体检发现胃和结肠多发息肉。CT 显示胃大弯侧胃壁局限性稍增厚,呈中度渐进性强化,无特异性。内镜显示胃壁多发隆起。结合内镜、病理胃息肉诊断明确。

　　病例 3　男,70 岁。主诉:进食后腹胀、反酸、烧心 1 个月。查体无异常。横断位平扫 CT 图像示胃窦壁一软组织结节突入胃腔内,最大截面积约 14 mm×10 mm(左右×前后),边缘清楚,密度均匀(图 5-3A);横断位动脉期 CT 图像示结节呈轻、中度强化(图 5-3B);横断位静脉期 CT 图像示结节渐进性强化(图 5-3C)。内镜示胃窦部一巨大"息肉样"隆起,表面充血,有粗蒂(图 5-3D)。病理示增生性息肉伴局灶肠上皮化生(图 5-3E、F)。

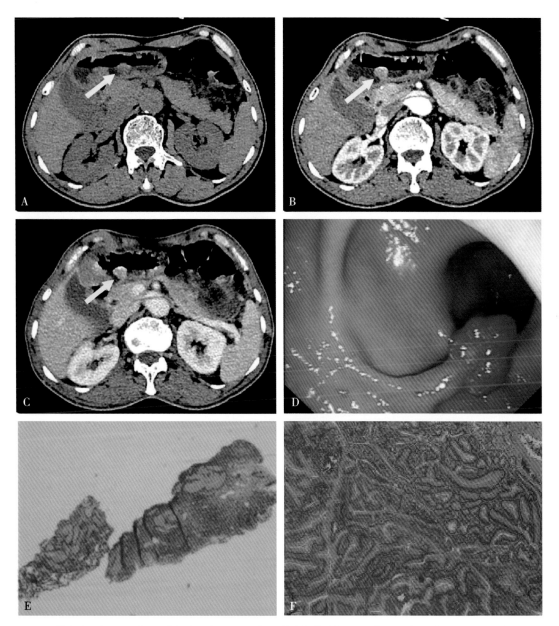

A. 横断位平扫 CT 图像；B. 横断位动脉期 CT 图像；C. 横断位静脉期 CT 图像；D. 内镜图像；E、F. 病理图像

图 5-3　胃息肉 CT、内镜及病理表现（病例 3）

诊断思路

　　70 岁男性，进食后腹胀、反酸、烧心、嗳气、食欲差，临床症状无特异性。CT 图像显示胃窦壁边缘清楚中度强化，软组织结节突入胃腔内，考虑胃壁良性病变。内镜示胃窦部息肉样隆起，病理证实为胃窦部增生性胃息肉伴局灶肠上皮化生。

病例 4　男,54 岁。主诉:间断腹痛 9 月余。查体:上腹部钝痛。横断位平扫 CT 图像示胃窦部不规则软组织团块,轮廓模糊不清(图 5-4A);横断位动脉期 CT 图像示胃窦部病变轻中度强化,边缘显示清楚,胃底、胃体部见多发带蒂软组织小结节突入胃腔内,呈轻度强化(图 5-4B);横断位静脉期 CT 图像示胃窦部肿块及胃壁多发结节呈持续性强化(图 5-4C);冠状位、矢状位静脉期 CT 图像清晰显示胃窦部病变大小、边界,及胃体、胃底多发突向胃腔内强化结节(图 5-4D ~ H)。内镜示胃底至胃窦部及十二指肠球部布满形状、大小各异的息肉隆起,较大者约 4 cm×5 cm,较小者约 0.5 cm×0.5 cm,部分黏膜表面呈"分叶状",部分基底有亚蒂,息肉布满胃腔(考虑黑斑息肉综合征)(图 5-4I ~ L)。

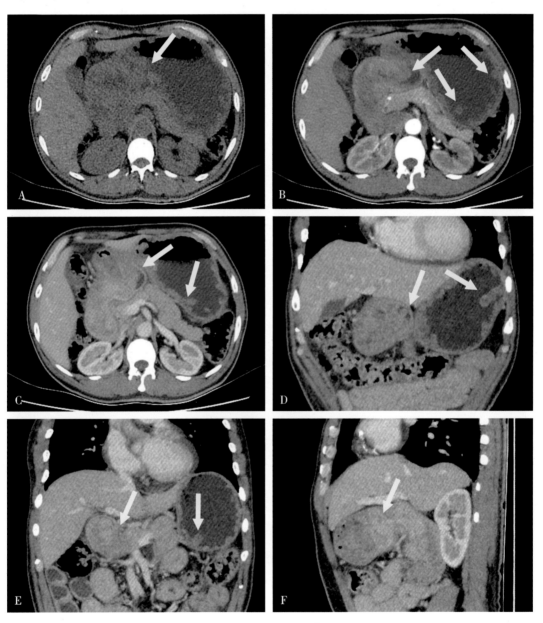

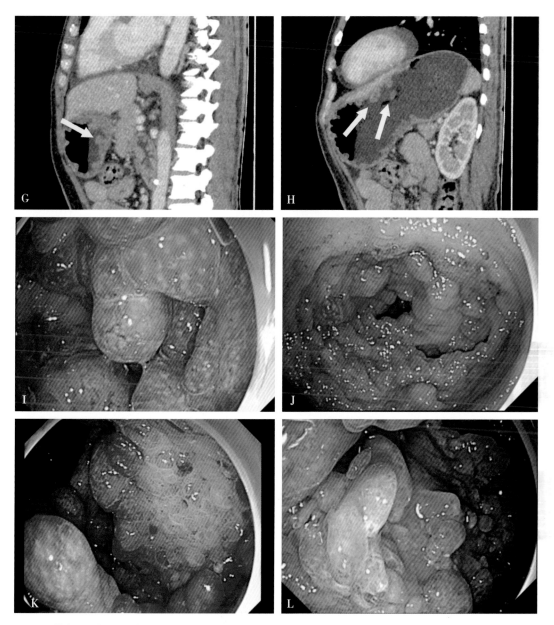

A. 横断位平扫 CT 图像；B、C. 横断位动脉期、静脉期 CT 图像；D ~ H. 冠状位、矢状位静脉期 CT 图像；I ~ L. 内镜图像

图 5-4　胃息肉 CT 及内镜表现

诊断思路

54 岁男性，间断腹痛 9 月余，伴恶心，与进食有相关性，提示胃部疾病。CT 图像显示胃窦部不规则肿块影，胃底、胃体部见多发带蒂强化软组织结节突入胃腔内；内镜显示胃底至胃窦部及十二指肠多发形状大小各异的息肉隆起。结合患者临床症状及典型 CT、内镜表现，符合息肉诊断。综合胃底、胃体、胃窦弥漫多发病变，消化道多发息肉的征象，按照一元论诊断原则，应考虑黑斑息肉综合征（P-J 综合征）；需结合患者临床有无皮肤黏膜色素斑，还应建议患者进行肠镜检查，观察有无肠道息肉。

▶▶▶ **临床要点** ◀◀◀

胃息肉(gastric polyp,GP)是指突出于胃黏膜表面的局限性隆起性病变,症状或体征多不明显。可发生于胃窦、胃体、胃底、贲门等多个部位,多见于胃窦部,其次为贲门及胃体部。按照目前国内常用的胃息肉病理分型可分为增生性息肉、胃底腺息肉、腺瘤性息肉、炎性息肉。

发病机制目前尚不清楚,可能与幽门螺杆菌感染、胆汁反流、长期应用质子泵抑制剂、环境以及其他因素有关。缺乏特异性临床表现,症状不显著或仅仅表现为上腹疼痛、腹胀、反酸、烧心等症状。位于幽门部的较大息肉可出现幽门梗阻的症状,而贲门部息肉则可表现为吞咽困难。

【影像学表现】

1.X 线造影表现　胃腔内单发或多发圆形、卵圆形、乳头状边缘光整的充盈缺损;多见于胃窦部和胃体部,大小不一,有蒂或无蒂;其位置、形态可随体位或加压后改变;黏膜无破坏中断。

2.CT 表现　呈圆形、类圆形或不规则形,边界清晰,CT 平扫病变一般呈均匀性等密度,动脉期轻度或中度强化,静脉期持续强化。

3.内镜表现　胃镜下表现为球形、半球形、卵圆形、丘状突起,表面光滑,与周围黏膜颜色相同,伴糜烂或充血者颜色发红、暗淡或呈"草莓样"。

【鉴别诊断】

1.胃神经鞘瘤　胃体部多见,生长方式以腔外生长或混合性生长为主,而胃息肉多以腔内生长为主;胃神经鞘瘤的胃周或腹膜后淋巴结肿大更常见,两者强化方式相同,均呈渐进性强化,但胃神经鞘瘤强化程度一般低于息肉。

2.胃间质瘤　胃间质瘤为胃间叶性肿瘤中最常见的一类,胃息肉易误诊为小的胃间质瘤。胃间质瘤多见于中老年人,好发于胃体部,肿瘤易发生坏死或囊变,CT 表现多呈不均匀强化;胃息肉可发生于任何年龄段,胃窦部多见,多有蒂,呈均匀性、渐进性强化。

3.胃平滑肌瘤　与胃息肉的好发部位不同,胃平滑肌瘤好发于贲门部。

第二节　胃平滑肌瘤

病例 1　女,53 岁。主诉:体检发现胃贲门占位 1 d。查体无异常。横断位平扫 CT 图像示胃贲门下方胃壁有一类圆形稍低密度肿块影,突向腔外,大小约 31 mm×32 mm×38 mm(左右径×前后径×上下径),边界清,内见多发钙化,肿块大部分突向胃壁浆膜面(图 5-5A);横断位动脉期 CT 图像示肿块呈不均匀轻度强化(图 5-5B);横断位静脉期 CT 图像示肿块渐进性轻中度强化(图 5-5C);冠状位静脉期 CT 图像清晰显示病变大小及累及的范围(图 5-5D)。内镜示胃底黏膜规整,未见明显隆起(图 5-5E);病理示胃平滑肌瘤(图 5-5F)。

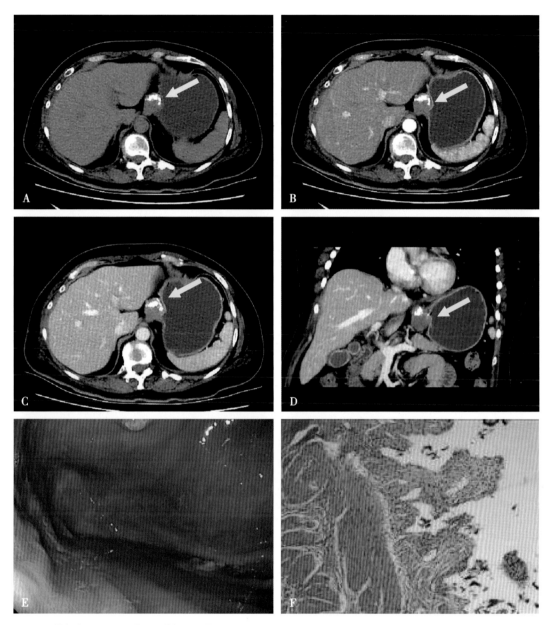

A.横断位平扫 CT 图像；B.横断位动脉期 CT 图像；C.横断位静脉期 CT 图像；D.冠状位静脉期 CT 图像；E.内镜图像；F.病理图像

图 5-5　胃平滑肌瘤 CT、内镜及病理表现（病例 1）

诊断思路

　　53 岁女性，体检时行腹部 CT 检查偶然发现胃贲门占位。CT 图像显示胃贲门黏膜下类圆形伴钙化软组织肿块，呈不均匀轻中度强化，考虑可能为胃壁良性肿瘤。内镜显示黏膜无异常，考虑为黏膜下层起源病变，结合其 CT 图像上合并钙化的特征，考虑平滑肌瘤或神经鞘瘤可能；病理证实诊断为贲门部胃平滑肌瘤。

病例2　女,55岁。主诉:间断腹胀、进食后加重半月余。查体无异常。横断位平扫CT图像示胃体部小弯侧有一椭圆形软组织结节,突向腔内,大小约14.7 mm×8.6 mm,边界清,内见点状钙化(图5-6A);横断位动脉期CT图像示结节轻度强化,表面黏膜呈中度强化(图5-6B);横断位静脉期CT图像示结节呈渐进性中度强化(图5-6C);冠状位静脉期CT图像清晰显示病变大小及部位(图5-6D)。消化内镜示胃体中部一隆起,大小约3.0 mm×1.5 mm,表面光滑、基底无蒂(图5-6E)。病理示胃体平滑肌瘤(图5-6F)。

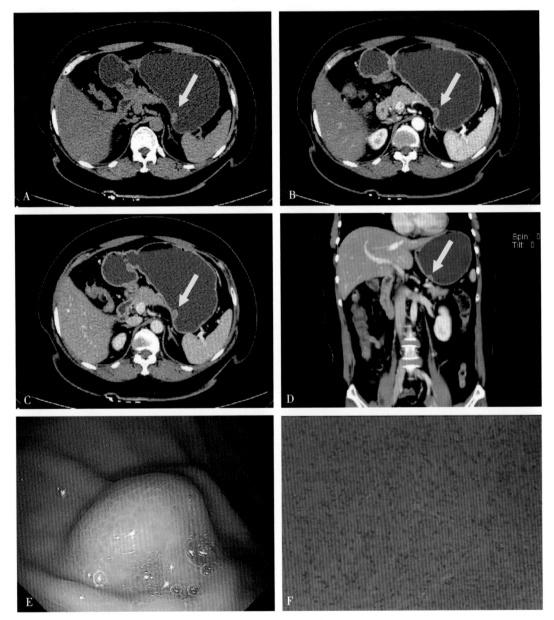

A.横断位平扫CT图像;B.横断位动脉期CT图像;C.横断位静脉期CT图像;D.冠状位静脉期CT图像;E.内镜图像;F.病理图像

图5-6　胃平滑肌瘤CT、内镜及病理表现(病例2)

诊断思路

　　55 岁女性,间断腹胀、进食后加重,排气后稍缓解。CT 图像显示胃体部小弯侧椭圆形突向腔内的软组织结节,中度强化,表面黏膜完整;内镜显示胃体无蒂隆起。其 CT 和内镜显示考虑为黏膜下层良性病变;结合病理诊断为胃体平滑肌瘤。

　　病例 3　男,32 岁。主诉:嗳气 2 月余、饱餐后加重 1 月余。查体无异常。横断位平扫 CT 图像示贲门胃底团块状软组织密度影,突向腔内,最大截面积约 37 mm×32 mm(左右径×前后径),边界清,其内密度均匀(图 5-7A);横断位动脉期、横断位静脉期 CT 图像示肿块呈轻度强化(图 5-7B、C);冠状位静脉期 CT 图像清晰显示病变大小及部位,局部与贲门相连(图 5-7D)。消化内镜示贲门大弯齿状线下、胃底类圆形黏膜下隆起,表面光滑、基底无蒂、黏膜皱襞规整(图 5-7E);病理示贲门胃底部平滑肌瘤(图 5-7F)。

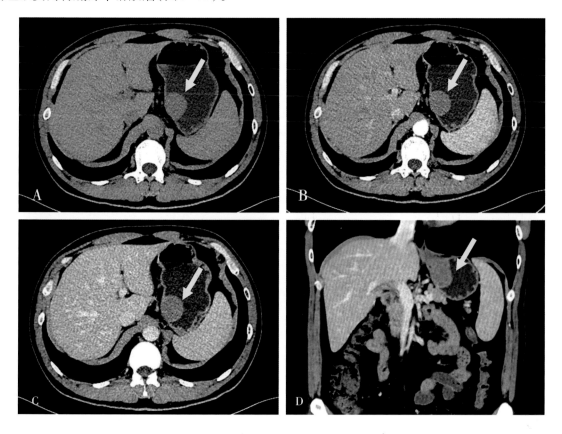

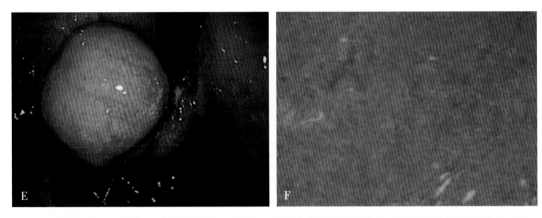

A. 横断位平扫 CT 图像；B. 横断位动脉期 CT 图像；C. 横断位静脉期 CT 图像；D. 冠状位静脉期 CT 图像；E. 内镜图像；F. 病理图像

图 5-7　胃平滑肌瘤 CT、内镜及病理表现（病例 3）

诊断思路

32 岁男性，无诱因嗳气 2 月余、饱餐后加重。CT 图像显示贲门胃底部团块状突向腔内软组织肿块，轻度均匀强化，表面黏膜完整；内镜显示贲门大弯齿状线下、胃底类圆形黏膜下隆起。其 CT 和内镜表现考虑为黏膜下层良性病变；结合病理诊断为贲门胃底部平滑肌瘤。

病例 4　男，24 岁。主诉：无诱因黑便 15 d。查体无异常。横断位平扫 CT 图像示贲门胃底一团块状软组织密度影，突向腔内，大小约 35 mm×52 mm×31 mm，边界清，其内密度均匀（图 5-8A）；横断位动脉期 CT 图像示病变轻度均匀强化，表面黏膜呈中度强化（图 5-8B）；横断位静脉期 CT 图像示病变呈渐进性中度强化（图 5-8C）；矢状位、冠状位静脉期 CT 图像清晰显示病变大小及部位，局部与贲门相连（图 5-8D、E）。消化内镜示贲门及胃底巨大黏膜下隆起，表面糜烂（图 5-8F）。超声内镜示隆起呈低回声，源于固有肌层（图 5-8G）。病理显示贲门胃底部平滑肌瘤（图 5-8H）。

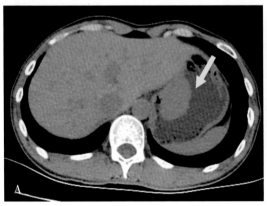
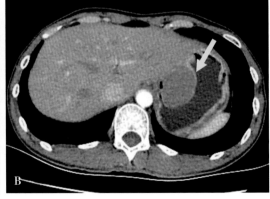

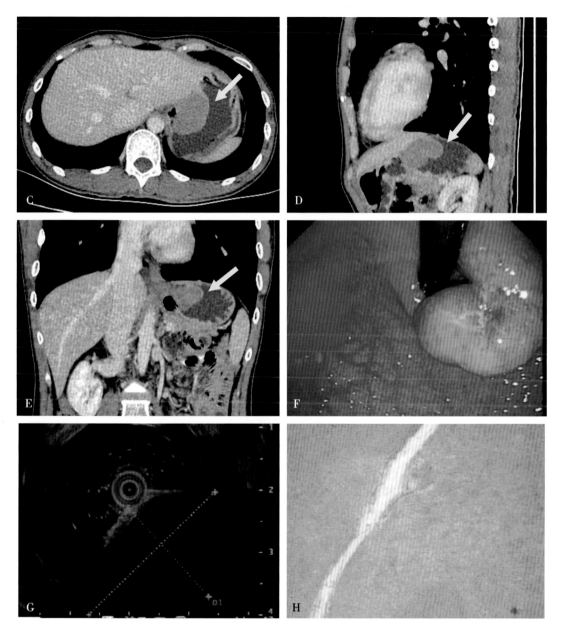

A.横断位平扫 CT 图像;B、C.横断位动脉期、静脉期 CT 图像;D、E.矢状位、冠状位静脉期 CT 图像;F、G.消化、超声内镜图像;H.病理图像

图 5-8　胃平滑肌瘤 CT、内镜及病理表现(病例 4)

诊断思路

24 岁男性,无诱因黑便 15 d,查体正常。CT 图像显示贲门胃底部团块状突向腔内的软组织肿块,渐进性中度强化;内镜显示贲门及胃底巨大黏膜下隆起;超声内镜示隆起呈低回声,源于固有肌层。结合其 CT 和内镜表现考虑黏膜下层良性病变;结合病理诊断为贲门胃底部平滑肌瘤。

◄◄◄ 临床要点 ►►►

　　胃平滑肌瘤是起源于胃固有肌层或黏膜肌层的肿瘤,是常见的间叶性良性胃部肿瘤,90%为单发,约占胃良性肿瘤的40%,以40~60岁为多见。根据其与胃壁的关系,分为胃内型、胃壁型、胃外型,其中以胃内型最为常见。胃平滑肌瘤多向腔内生长,瘤体较小。约2.1%的胃平滑肌瘤可发生恶变。

　　胃平滑肌瘤生长缓慢,小的平滑肌瘤常无任何临床症状。其临床表现常与肿瘤的部位、大小、生长方式、并发症类型等有关,严重者主要表现为出血、腹痛、腹胀、腹部包块。

　　【影像学表现】

　　1. X线造影表现　胃内圆形或椭圆形充盈缺损,边缘光整,周围黏膜和胃壁正常。肿瘤并发溃疡者于肿瘤内形成充盈缺损区,无黏膜聚集现象。浆膜下肿瘤或肿瘤向胃外突出时,由于肿瘤的牵拉和压迫,可使胃壁产生畸形,或呈外在"压迹样"缺损。

　　2. CT表现

　　(1) CT平扫:胃底或胃体软组织密度结节或肿块,呈圆形或类圆形,位于胃腔内或向腔外生长,分界多清晰,可伴有钙化、中心坏死囊变。

　　(2) 增强扫描:肿块与胃壁强化程度接近或稍低,呈均匀或不均匀渐进性强化,以静脉期及延迟期强化最显著。

　　3. 超声(内镜)表现　胃平滑肌瘤超声内镜多表现为均匀或不均匀、边界清楚的低回声区。

　　4. 内镜(胃镜)表现　可见半球形或球形隆起,表面黏膜光滑,色泽与周围黏膜相同,顶部有时可出现缺血坏死性溃疡。术前确诊较困难,常需要组织学检查才能证实。

　　【鉴别诊断】

　　1. 胃神经鞘瘤　好发于胃体,其次为胃底、胃窦部,多向腔外生长,突出于胃壁的圆形或椭圆形肿块,边界清楚,直径多小于5 cm,内部较均匀。由于神经组织内脂质成分丰富,平扫密度稍低于周围肌肉组织,增强后呈渐进性延迟强化。

　　2. 胃间质瘤　低度危险性的胃间质瘤多表现为突向腔内的软组织肿块,多呈类圆形,一般呈明显强化;较小者与平滑肌瘤鉴别有一定困难。

第三节　胃脂肪瘤

　　病例1　女,65岁。主诉:早饱、反酸半月余。查体无异常。横断位平扫CT图像示胃窦处一类圆形脂肪密度凸起,最大截面积约19 mm×15 mm(左右径×前后径),边界清,内见少许絮状间隔(图5-9A);横断位动脉期CT图像示肿块边缘及纤维间隔呈轻度强化(图5-9B);横断位静脉期CT图像示肿块边缘及间隔持续性轻度强化(图5-9C);矢状位静脉期CT图像清晰显示病变大小及位置(图 5-9D)。内镜示胃窦部管壁隆起性病变,表面黏膜光滑(图 5-9E)。病理显示胃窦部脂肪瘤(图 5-9F)。

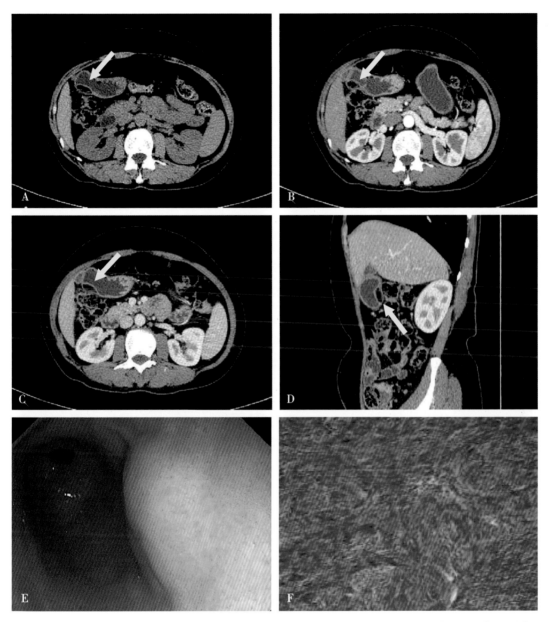

A.横断位平扫 CT 图像;B.横断位动脉期 CT 图像;C.横断位静脉期 CT 图像;D.矢状位静脉期 CT 图像;E.内镜图像;F.病理图像

图 5-9　胃脂肪瘤 CT、内镜及病理表现

诊断思路

　　65 岁女性,早饱、反酸的临床症状提示胃部疾病可能。CT 图像显示胃窦部类圆形突起,内以脂肪成分为主,增强其内间隔轻度强化,脂肪成分无强化。结合患者的临床表现及 CT 上典型的脂肪密度特征,诊断为胃脂肪瘤。内镜及病理证实为胃窦部脂肪瘤。

病例 2　女,66 岁。主诉:体检发现胃占位 1 d,既往存在幽门部病变。查体无异常。横断位平扫 CT 图像示幽门部一类圆形低密度占位,最大横截面积约 21 mm×20 mm(左右径×前后径),边界清,内呈均匀脂肪密度(图 5-10A);冠状位、矢状位、斜位平扫 CT 图像清晰显示病变在胃腔内生长情况(图 5-10B ~ D)。

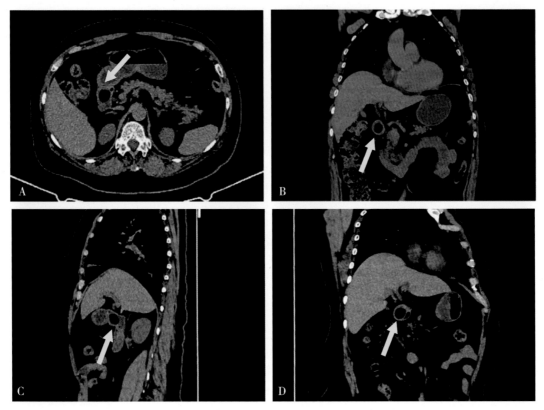

A.横断位平扫 CT 图像;B.冠状位平扫 CT 图像;C.矢状位平扫 CT 图像;D.斜位平扫 CT 图像

图 5-10　胃脂肪瘤 CT 表现

诊断思路

66 岁女性,体检发现胃部占位。CT 图像显示幽门部类圆形脂肪密度占位,边界清楚。询问核查患者既往病史及检查资料,既往存在幽门部病变,大小较前无明显变化,考虑良性病变;结合 CT 上典型的脂肪密度特征,诊断为幽门部脂肪瘤。

病例 3　女,71 岁。主诉:左上腹部钝痛、反酸、恶心 3 月余。横断位平扫 CT 图像示贲门、胃小弯侧一椭圆形脂肪密度占位突向腔内,最大截面积约 24.5 mm×32.6 mm(左右径×前后径),边界清(图 5-11A);横断位动脉期 CT 图像示肿块表面黏膜呈轻度强化(图 5-11B);横断位、冠状位静脉期 CT 图像显示病变在胃腔内生长情况及肿块内脂肪成分无强化的征象(图 5-11C、D)。

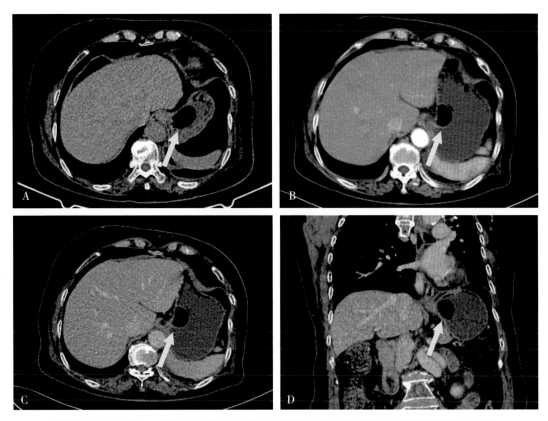

A. 横断位平扫 CT 图像；B. 横断位动脉期 CT 图像；C. 横断位静脉期 CT 图像；D. 冠状位静脉期 CT 图像

图 5-11　胃脂肪瘤 CT 表现

诊断思路

71 岁女性，左上腹部钝痛伴反酸、恶心，提示胃部病变。CT 图像显示贲门、胃小弯椭圆形低密度占位，突向胃腔内生长，边界清楚且表面黏膜正常，考虑为黏膜下层起源的良性肿瘤；结合其典型的均匀脂肪密度特征，诊断为贲门、胃小弯脂肪瘤。

病例 4　女,50 岁。主诉:反酸、烧心伴打嗝 3 月余。胃镜示胃隆起性病变。横断位平扫 CT 图像示胃窦部小弯侧一椭圆形脂肪密度占位，大小约 17.0 mm×23.7 mm×19.5 mm，边界清（图 5-12A）；横断位动脉期 CT 图像示肿块表面黏膜呈轻度强化（图 5-12B）；横断位、冠状位静脉期 CT 图像显示病变在胃腔内生长情况及肿块内脂肪成分无强化的征象（图 5-12C、D）；消化内镜示胃窦部一黏膜下隆起，大小约 4.0 cm×3.0 cm×3.0 cm，表面光滑、基底无蒂（图 5-12E）；病理显示黏膜下脂肪组织增生，考虑脂肪瘤（图 5-12F）。

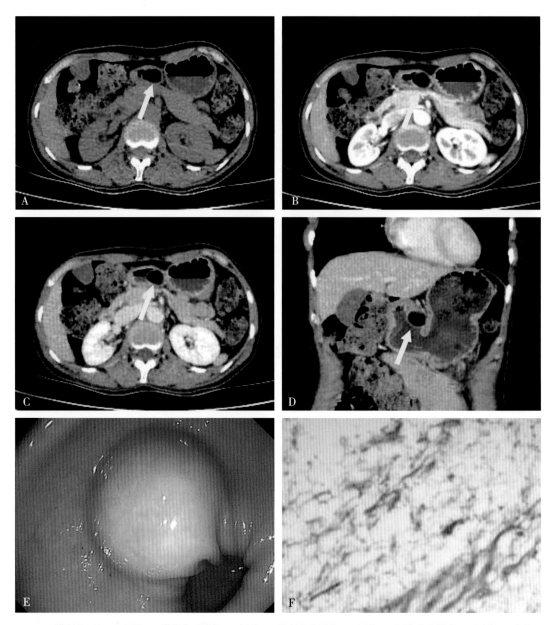

A. 横断位平扫 CT 图像；B. 横断位动脉期 CT 图像；C. 横断位静脉期 CT 图像；D. 冠状位静脉期 CT 图像；E. 内镜图像；F. 病理图像

图 5-12　胃脂肪瘤 CT、内镜及病理表现

诊断思路 ▮▮▮

　　50 岁女性，无诱因反酸、烧心，伴打嗝，可因进食不当加重，提示胃部病变。CT 图像显示胃窦部小弯侧椭圆形脂肪密度占位，突向胃腔内生长，表面黏膜正常；内镜显示胃窦无蒂隆起。其 CT 和内镜表现考虑黏膜下层良性病变；结合病理诊断为胃窦部脂肪瘤。

临床要点

胃脂肪瘤是一种来源于胃间质细胞的罕见肿瘤,病因不明,可能是胚胎发育中异位的脂肪组织,也可能是一种获得性疾病。发病高峰年龄在50~60岁,女性患者略多于男性患者。好发于胃窦部,占胃良性肿瘤的3%,肿瘤由纤维囊包裹分化成熟的脂肪组织形成。90%~95%位于黏膜下层,向腔内生长;5%~10%位于浆膜下层,向腔外突出,大小为1~5 cm居多,无恶变倾向。较大的脂肪瘤表面偶有糜烂或表浅溃疡。偶见多发。胃脂肪瘤的临床表现无特异性,常与瘤体大小、部位及并发症有关。肿瘤较小,常无症状,随瘤体增大可出现上腹部钝痛、反酸、恶心、呕吐及消化道出血等症状。

【影像学表现】

1. X线造影表现 黏膜下光滑的肿块,边缘清晰,似球形或卵圆形充盈缺损,提示胃黏膜下肿瘤。难以与其他胃间质来源肿块相鉴别,但随着肿块增大,可出现"挤压征",黏膜出现"黏膜推移征",当肿块表面出现溃疡时,呈造影剂斑。若肿瘤向腔外生长,则胃黏膜呈受压改变,黏膜正常。

2. CT表现 平扫见不同部位大小不等圆形、卵圆形低密度肿块,边缘光滑或呈轻度分叶状,CT值范围在-50~-120 Hu,部分肿块内见纤细分隔,CT增强不强化,但纤维间隔可轻度强化。

3. 超声内镜表现 胃脂肪瘤超声内镜表现为均匀、边界清楚的强回声区。

4. 内镜(胃镜)表现 镜下可见表面光滑、圆形、质软的黏膜下肿物,但活检一般不能深达黏膜下面,因此难以定性。当出现下列征象时有助于诊断:①"帐篷征"(tent sign),即瘤体表面很容易被活检钳夹起,形似撑起的帐篷。②脂垫征(cushion sign),即当活检钳压向肿物时有海绵状压迹,同时由于压迫血管使黏膜由正常的粉红色变为脂肪所特有的黄色。③Naked fat征,反复活检,黏膜可露出脂肪。

5. MRI表现 平扫 T_1WI、T_2WI 序列均呈高信号,脂肪抑制序列病灶呈低信号,证明瘤体为脂肪成分,增强扫描病灶无明显强化。

【鉴别诊断】

胃平滑肌瘤同为胃良性肿瘤,但是其CT平扫密度大于胃脂肪瘤,增强扫描呈轻中度强化,与脂肪瘤特征性的脂肪密度不难鉴别。

参考文献

[1]舒月红.胃息肉的CT特征[J].医学影像学杂志,2017,27(12):2338-2341.

[2]王立新,赵丹霓,耿左军,等.胃肠造影、胃镜及胃部CT对胃平滑肌瘤诊断的对比研究[J].河北医药,2006,(9):791-793.

[3]方明宇.胃平滑肌瘤的影像学表现(附46例分析)[J].浙江临床医学,2006,8(11):1134-1135.

[4]郑益红,兰天,黄小梅,等.胃平滑肌瘤与胃肠间质瘤的临床病理组织及影像特征观察[J].中国

当代医药,2020,27(11):7-11.

[5]刘晓,慕秋霞.超声内镜与胃肠道造影在胃脂肪瘤临床诊断中的应用价值[J].临床医学研究与实践,2019,4(35):13-14.

[6]宋瑞娟,关长旭,张芳,等.磁共振成像诊断胃脂肪瘤一例[J].实用医学影像杂志,2017,18(3):272-273.

[7]唐双玥,黄燕,张春来,等.多层螺旋CT、内镜及胃肠道造影对胃脂肪瘤诊断价值的比较[J].解放军医学杂志,2017,42(2):154-157.

第六章　胃间质瘤

病例1　女,45岁。主诉:左上腹疼痛2月余,进食后加重。查体:左上腹按压痛。横断位平扫CT图像示胃底处胃壁一圆形混杂密度占位,边界清晰,最大截面积约58 mm×54 mm(左右径×前后径),其内密度不均(图6-1A);横断位动脉期CT图像示肿块呈不均匀强化(图6-1B);横断位静脉期CT图像,肿块持续性轻度不均匀强化(图6-1C);冠状位、矢状位静脉期CT图像清晰显示病变大小及跨壁生长的征象(图6-1D、E)。上消化道X线造影,胃底见一椭圆形明显压迹,范围约58 mm×35 mm,边界清晰(图6-1F)。内镜示胃底部隆起性病变,表面黏膜光滑(图6-1G)。病理示胃肠道间质瘤,伴出血坏死及囊变(核分裂计数约2个/22 HPF,低危险度)(图6-1H)。

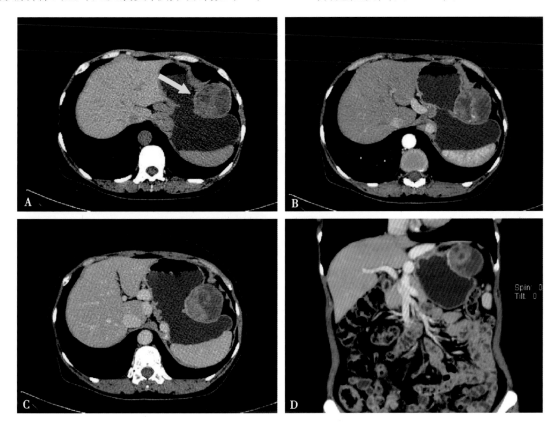

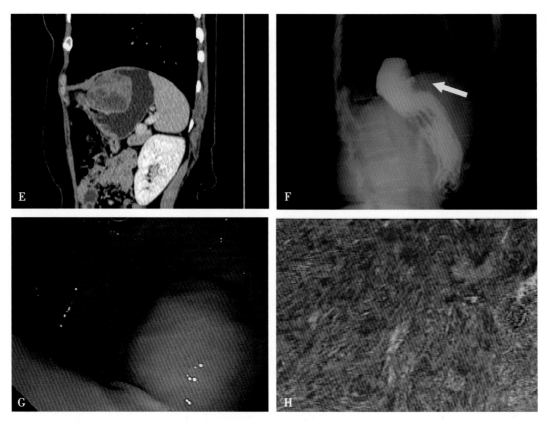

A. 横断位平扫 CT 图像；B. 横断位动脉期 CT 图像；C. 横断位静脉期 CT 图像；D. 冠状位静脉期 CT 图像；E. 矢状位静脉期 CT 图像；F. 消化道造影图像；G. 内镜图像；H. 病理图像

图 6-1　胃间质瘤 CT、X 线造影、内镜及病理表现

诊断思路

45 岁女性，因左上腹疼痛入院。CT 图像显示胃底部跨胃壁向腔内外生长肿块，密度及强化不均匀；X 线造影提示病变表面黏膜光滑。综合 CT 和 X 线造影特征，考虑胃壁黏膜下起源肿瘤，密度及强化不均提示胃间质瘤可能。内镜显示胃底隆起，表面黏膜光滑，符合黏膜下病变表现；病理证实为胃间质瘤（低危险度）。

病例2　男，69 岁。主诉：乙状结肠恶性肿瘤术后 7 个月，CT 偶然发现胃部病变 3 d。查体：腹壁可见约 20 cm 手术瘢痕。横断位平扫 CT 图像，胃底处胃壁见一椭圆形软组织结节，突向腔内，边界较清，大小约 18.2 mm×16.6 mm×16.9 mm（图 6-2A）；横断位动脉期 CT 图像，结节呈轻度强化（图 6-2B）；横断位静脉期 CT 图像，结节渐进性中度强化（图 6-2C）；冠状位静脉期 CT 图像，显示病变与胃壁黏膜结构关系（图 6-2D）；内镜示胃体上部大弯处半球形隆起，大小约 2.0 cm×2.0 cm×2.0 cm，表面黏膜光滑，基底部无蒂（图 6-2E）。病理示胃肠道间质瘤（核分裂象罕见<2/5 HPF）（图 6-2F）。

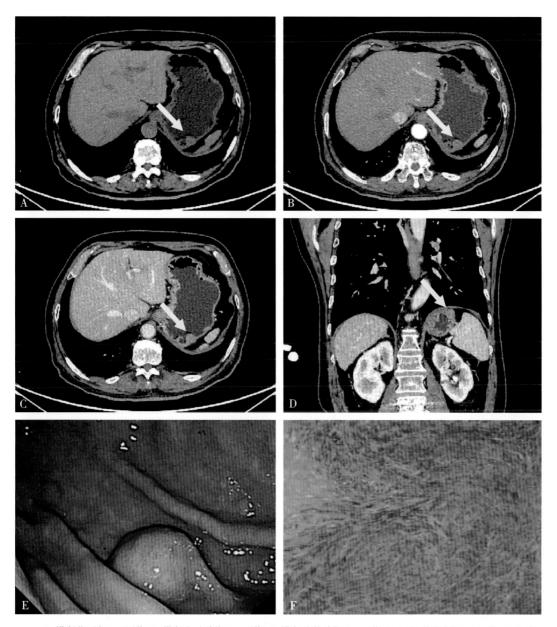

A.横断位平扫 CT 图像;B.横断位动脉期 CT 图像;C.横断位静脉期 CT 图像;D.冠状位静脉期 CT 图像;E.内镜图像;F.病理图像

图 6-2　胃间质瘤 CT、内镜及病理表现(病例 2)

诊断思路

　　69 岁男性,乙状结肠恶性肿瘤术后复查,CT 图像显示胃底部软组织小突起,中度强化,表面黏膜完整,提示为胃壁黏膜下层起源良性肿瘤。胃镜示胃壁无蒂隆起,黏膜光滑,考虑为胃壁黏膜下良性肿瘤,诊断与 CT 符合。病理证实为胃间质瘤(低危险度)。

　　病例 3　　女,70 岁。主诉:反酸、间断腹痛 20 d,加重 3 d。横断位平扫 CT 图像示胃底处胃壁有一圆形混杂密度占位,边界不清,最大截面约 28 mm×18 mm,其内密度不均,见点状钙化,部分突出胃轮廓(图 6-3A、B);横断位动脉期、静脉期 CT 图像示肿块持续性轻度强化(图 6-3C、D);冠状位、矢状位静脉期 CT 图像,清晰显示病变大小及跨壁生长的征象(图 6-3E、F);内镜示胃底部隆起性病变,表面稍充血(图 6-3G);病理示胃间质瘤(核分裂计数<5/50 HPF,低危险度)(图 6-3H)。

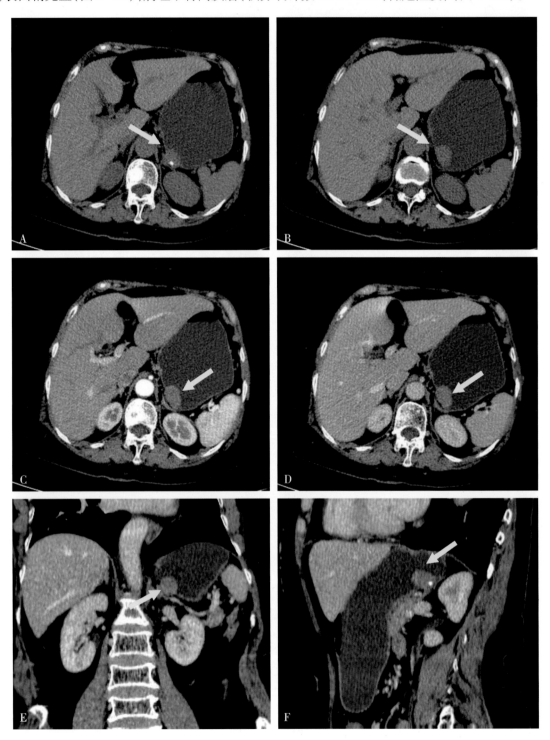

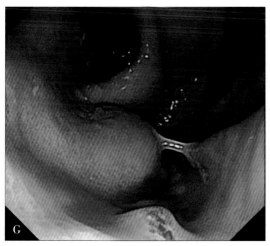
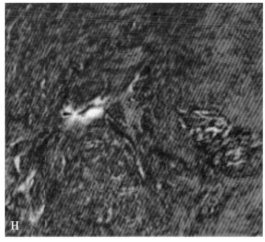

A、B. 横断位平扫 CT 图像；C. 横断位动脉期 CT 图像；D. 横断位静脉期 CT 图像；E. 冠状位静脉期 CT 图像；F. 矢状位静脉期 CT 图像；G. 内镜图像；H. 病理图像

图 6-3 胃间质瘤 CT、内镜及病理表现（病例 3）

诊断思路

70 岁女性，无诱因出现反酸、间断腹痛 20 d，提示胃部病变。CT 图像显示胃底部跨胃壁向腔内外生长肿块，密度均匀伴钙化，持续性轻度强化；考虑胃壁黏膜下层起源肿瘤，密度不均，轻度强化提示胃间质瘤可能。内镜显示胃底部隆起，符合黏膜下病变表现；病理证实为胃间质瘤（低危险度）。

病例 4 女，71 岁。主诉：无诱因出现腹痛、腹胀 1 月余。查体：正常。横断位平扫 CT 图像，胃小弯侧胃壁见一带蒂椭圆形软组织结节，突向腔内，边界较清，截面大小约 32 mm×24 mm（图 6-4A）；横断位动脉期 CT 图像，结节呈轻度强化（图 6-4B）；横断位静脉期 CT 图像，结节渐进性轻中度强化（图 6-4C）；矢状位、冠状位静脉期 CT 图像，显示病变与胃壁黏膜结构关系（图 6-4D、E）。病理示胃肠间质瘤［核分裂象<5/50 HPF(5 mm²)，低危险度］（图 6-4F）。

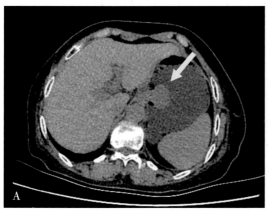
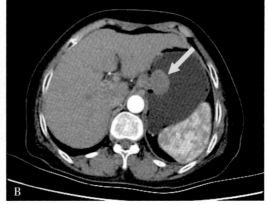

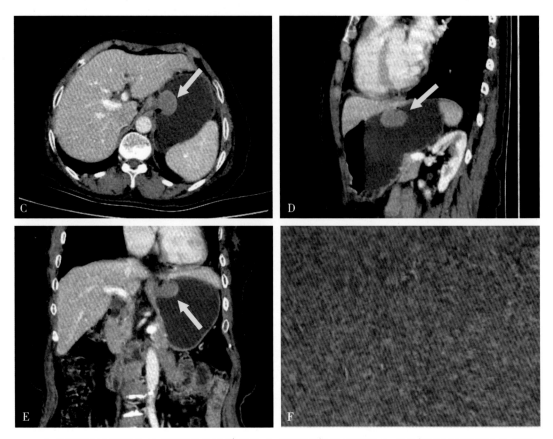

A. 横断位平扫 CT 图像；B. 横断位动脉期 CT 图像；C. 横断位静脉期 CT 图像；D. 矢状位静脉期 CT 图像；E. 冠状位静脉期 CT 图像；F. 病理图像

图 6-4　胃肠间质瘤 CT 及病理表现（病例 4）

诊断思路

71 岁女性，腹痛、腹胀 1 月余。CT 显示贲门胃底部团块状突向腔内软组织肿块，增强扫描呈渐进性中度强化。考虑黏膜下层良性病变，间质瘤可能；病理证实为胃间质瘤（低危险度）。

病例 5　男，74 岁。主诉：体检发现胃体占位 4 d。横断位平扫 CT 图像示胃体软组织肿块，其内密度不均，中央区可见边界不清的低密度区，表面尚光滑（图 6-5A）；横断位动脉期、静脉期 CT 图像示肿块不均匀中度强化，其内低密度区未见强化（图 6-5B、C）；矢状位、冠状位静脉期 CT 图像示肿块大部位于腔外，可见完整强化的胃黏膜（图 6-5D、E）；病理示胃肠间质瘤，核分裂象>5/50 HPF（5 mm²），符合高危险度（图 6-5F）。

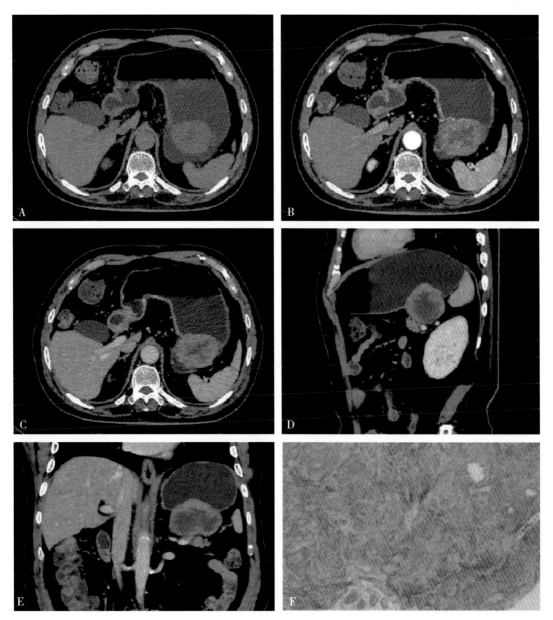

A.横断位平扫CT图像;B.横断位动脉期CT图像;C.横断位静脉期CT图像;D.矢状位静脉期CT图像;E.冠状位静脉期CT图像;F.病理图像

图6-5　胃间质瘤CT及病理表现(病例5)

诊断思路

74岁男性,以"体检发现胃体占位4 d"为主诉入院。CT图像示胃体软组织肿块,大部分位于腔外,可见完整强化的胃黏膜,提示为胃壁黏膜下层起源肿瘤;中央区边界不清的低密度区,增强扫描实性部分不均匀中度强化,考虑胃间质瘤可能性大。结合患者的病理及免疫组化结果,最终证实为胃间质瘤(高危险度)。

病例6　男,50岁。主诉:间断胸痛1月余,加重2 d。横断位平扫CT图像示肝胃间隙一不规则囊实性肿块,中心区见低密度影,肿块整体形态不规则,局部与胃壁分界不清(图6-6A);横断位动脉期CT图像示实性部分中度不均匀强化(图6-6B);横断位静脉期CT图像示实性部分持续强化,低密度区未见强化(图6-6C);矢状位、冠状位静脉期CT图像示肿块大部分位于腔外,胃壁受压,可见明显强化的胃壁黏膜,提示肿块是黏膜下占位(图6-6D~F);病理示(部分胃及肿瘤)胃肠间质瘤,符合高危险度,免疫组化结果:SMA(弱+),S-100(-),CD34(+),CD117(+),DOG-1(+),SDHA(+),Ki-67(约5%+)(图6-6G、H)。

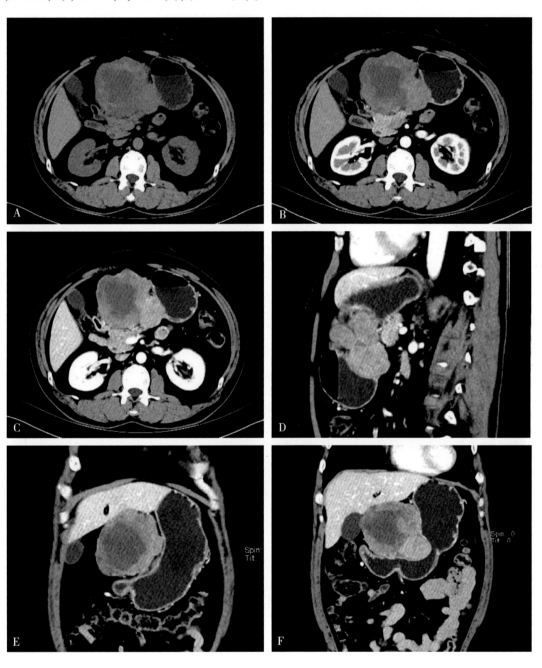

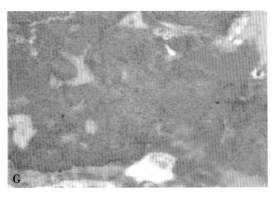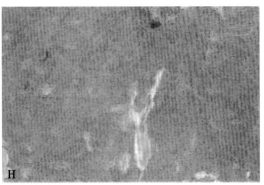

A.横断位平扫 CT 图像;B.横断位动脉期 CT 图像;C.横断位静脉期 CT 图像;D.矢状位静脉期 CT 图像;E、F.冠状位静脉期 CT 图像;G、H.病理图像

图6-6 胃间质瘤 CT 及病理表现(病例6)

诊断思路

50 岁男性,以"间断胸痛 1 月余,加重 2 d"为主诉入院。CT 图像示囊实性肿块位于肝胃间隙,局部与胃壁分界不清,胃壁受压,可见明显强化的胃壁黏膜,提示胃壁黏膜下起源肿瘤;增强扫描动脉期实性部分中度不均匀强化,静脉期实性部分持续强化,提示胃间质瘤可能性大。最终病理及免疫组化证实为胃间质瘤(高危险度)。

临床要点

胃肠道间质瘤(gastrointestinal stromal tumor,GIST)是消化道最常见的间叶源性肿瘤,以梭形细胞及上皮样细胞为主要成分的非上皮源性肿瘤。胃肠道间质瘤大体病理分型分为黏膜下型、肌壁间型、浆膜下型及胃肠道外型。目前,最常用的危险度评估以肿瘤大小、核分裂象计数、肿瘤原发部位、有无肿瘤破裂等指标综合评定,划分为极低、低、中、高风险 4 个等级。GIST 治疗上主要依靠手术和分子靶向药物,其预后与危险度分级、病理分期、治疗选择以及治疗后有无复发等因素相关,局限性、局部进展期和转移性 GIST 的 5 年生存率分别约为 93%、80% 和 55%。

GIST 好发于中老年,平均年龄为 50 ~ 60 岁。多发于胃和小肠,其中胃部发生率为 60% ~ 70%,小肠为 20% ~ 30%,肠外(肠系膜、网膜和腹膜后)小于 10%。最常见的临床症状是腹胀和黑便。早期患者常无明显症状,常因肿瘤出现坏死、出血或因肿块压迫产生疼痛、消化道梗阻时才被发觉。

【影像学表现】

1.X 线造影表现 胃间质瘤钡餐检查时显示黏膜下肿瘤的特点,即黏膜展平但无黏膜僵硬、破坏,局部胃壁柔软,钡剂通过顺畅。若有溃疡或窦道形成,可表现为钡剂外溢至胃轮廓外。①瘤体自胃肠道壁向腔内外生长,腔内见充盈缺损,轮廓较规则,周围黏膜受压推移,部分出现黏膜破坏、溃疡形成。②肿瘤发生于消化道外者,消化道管壁呈外压性改变,邻近结构受压推移。发生于小肠,可见肠间距增宽。

2. CT 表现

(1)平扫:肿瘤多呈圆形或类圆形,少数呈不规则形。良性者肿块直径多小于 5 cm,密度均匀,边界锐利,极少侵犯邻近器官和结构,可以出现钙化,钙化多呈斑点状、环形或弧形。恶性者,肿瘤多大于 6 cm,境界欠清晰,与邻近组织器官相连,有分叶,密度不均,中央极易出现坏死、囊变及出血,肿瘤可出现等高、等低及混杂密度,钙化少见。当肿瘤坏死与胃肠道相通时,有明显液气平面改变。肿瘤本身也可以坏死后继发感染形成脓肿。

(2)增强检查:均匀等密度者多呈均匀中度或明显强化。静脉期显示较明显(静脉期达峰值)。此种强化方式多见于良性 GIST。肿瘤坏死、囊变者,常表现为肿瘤周边实体部分强化明显;恶性者,常出现腹水或腹腔出血,可出现肝、肺转移,少数可发生肾上腺及骨转移,淋巴转移相当少见(肿瘤发生溃疡或穿孔及其强化程度不能作为是否为恶性的判断指标)。基于 CT 特征可分为腔内型、腔外型、肌壁间型(混合型)、胃肠道外型。

3. 超声(内镜)表现　超声内镜能显示胃壁的层次结构,并能根据病变起源层次及回声特点,初步明确其性质,还能鉴别壁内病变和壁外压迫。GIST 的超声内镜主要表现为低回声团,内部回声多不均匀,可有点片状高回声、强回声、不规则回声,及部分瘤体中可见液化形成的无回声区。

4. 内镜表现　肿瘤位于黏膜下,在肌壁间生长,可突向黏膜下或浆膜外。内镜下只能观察其大小及表面情况,不易发现向腔外生长的肿瘤。向腔内隆起的肿瘤,大部分黏膜光滑,形态与平滑肌瘤、平滑肌肉瘤难以区别;部分黏膜有溃疡或糜烂,又与胃癌相似。内镜下主要特点为"蕈伞样"或"息肉样"隆起,表面光滑,顶部可呈中央凹陷或"溃疡样",覆盖白苔或血痂,触之易出血。

5. MRI 表现　GIST 的 MRI 信号表现复杂。良性实体肿瘤 T_1 加权,信号与肌肉相似,T_2 加权呈均匀等或略高信号,境界清晰;恶性者,由于瘤体内存在坏死、囊变和出血,因此不论 T_1WI 或 T_2WI 信号表现均不一致,可以表现为 T_1 不均匀等低信号,T_2 不均匀等高信号,亦可表现为 T_1、T_2 均呈不均匀等低或高低混杂信号,这主要取决于瘤内出血所处时期。

【鉴别诊断】

1. 胃神经鞘瘤　好发于胃体,多为单发,壁内起源,圆形、椭圆形或分叶状,边缘清楚。直径多小于 5 cm。平扫呈等密度或稍低密度,密度均匀,少见囊变、坏死及钙化。增强扫描,动脉期轻至中度强化,静脉期延迟强化。

2. 胃平滑肌瘤　胃体或胃底的软组织肿块,圆形或类圆形,密度(常见)均匀或不均匀,与胃壁关系密切,可向胃腔中突出,亦可位于浆膜下而向胃外突出,分界多清晰,可伴有点状钙化及中心坏死囊变。

参考文献

[1] 陈景胜.16 例胃间质瘤的临床、内镜及 CT 特点分析[J].广东医学院学报,2010,28(6): 677-678.

[2] 范莉芳,黄磊,翟建,等.基于增强 CT 的影像学模型对低危险度胃间质瘤与胃平滑肌瘤的鉴别诊断价值[J].中国临床医学影像杂志,2022,33(4):268-272.

[3] 李兴吾,吕庆利.胃间质瘤的 CT 表现及影像学分析[J].影像研究与医学应用,2021,5(4):231- 232,234.

第七章　恶性胃肿瘤

第一节　胃癌

病例 1　女,55 岁。主诉:上腹烧灼感 3 年余,加重半月。腹部查体无异常。横断位平扫 CT 图像示贲门胃壁局限性增厚(图 7-1A);增强扫描示胃贲门黏膜局部增厚、明显强化,黏膜下可见完整的条带状低密度影(图 7-1B ~ D);病理示胃贲门腺癌(图 7-1E、F)。

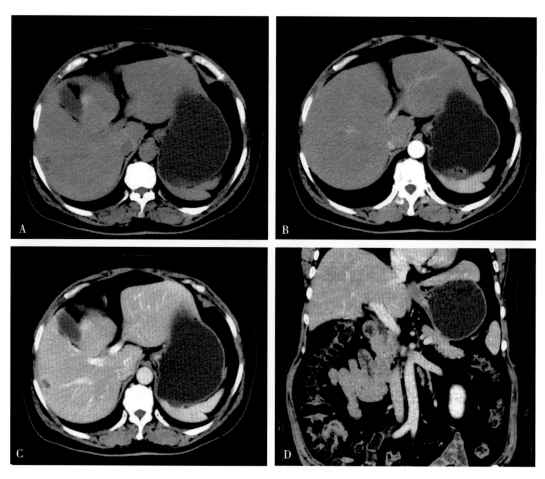

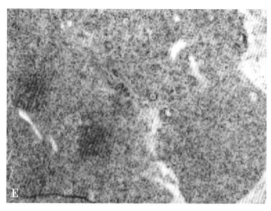
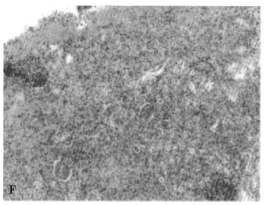

A. 横断位平扫 CT 图像；B~D. 横断位动脉期、静脉期及冠状位静脉期 CT 图像；E、F. 病理图像

图 7-1　T₁ 期胃癌 CT 及病理表现

诊断思路

　　55 岁女性，以"上腹烧灼感 3 年余，加重半月"为主诉入院，腹部查体无异常。CT 图像示贲门胃壁局限性增厚，黏膜面明显强化，黏膜下肌层结构完整，提示肿瘤局限于黏膜层，分期为 T₁ 期。内镜示贲门及贲门下缘溃疡面，附白苔，并有新鲜渗血，周边界线不清。结合患者的临床表现、典型影像特征拟诊为胃贲门癌（T₁ 期）。术后病理确诊为胃贲门腺癌（pT₁N₀M₀）。

　　病例 2　男，66 岁。主诉：胃食管反流 1 年余。腹部查体无异常。实验室检查：红细胞计数 3.38×10^{12}/L（↓），血红蛋白含量 99.4 g/L（↓）。横断位平扫 CT 图像示胃贲门胃壁局限性增厚（图 7-2A）；横断位动脉期、静脉期 CT 图像示局限性增厚胃壁呈明显强化，黏膜下低密度条带影消失（图 7-2B、C）；冠状位静脉期 CT 图像示病灶范围清晰显示（图 7-2D）；X 线造影示贲门处肿块影突入腔内，黏膜破坏，贲门胃壁僵硬，扩张受限，钡剂通过欠佳（图 7-2E、F）。

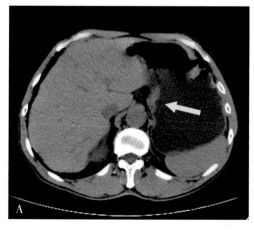
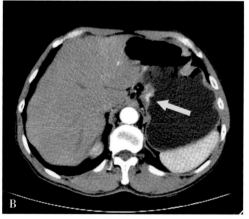

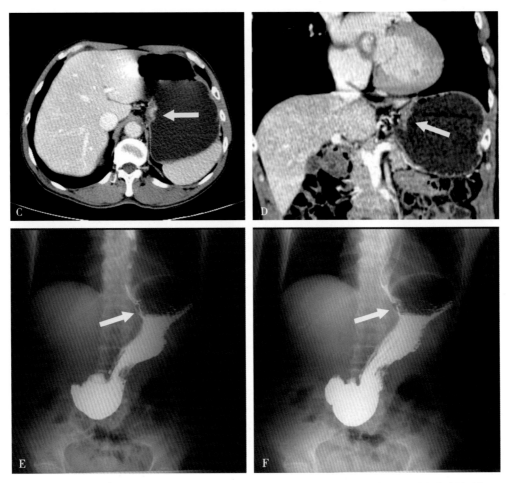

A.横断位平扫 CT 图像;B~D.横断位动脉期、静脉期及冠状位静脉期 CT 图像;E、F.消化道造影图像

图 7-2 T_2 期胃癌 CT 及 X 线造影表现

诊断思路

66 岁男性,以"胃食管反流 1 年余"为主诉入院,腹部查体无异常。实验室检查患者红细胞计数、血红蛋白含量均减低。CT 图像示胃贲门胃壁局限性增厚,增强扫描局限性增厚胃壁呈明显强化,强化范围超过增厚胃壁 1/2,肌层正常结构消失。X 线造影提示贲门处占位。结合患者的临床表现、典型影像特征拟诊为胃贲门癌(T_2 期)。术后病理证实胃贲门腺癌,浸润固有肌层($pT_2N_0M_0$)。

病例 3 男,60 岁。主诉:腹痛半月余。查体:腹部压痛。横断位平扫 CT 图像示胃小弯侧胃壁不均匀增厚,可见溃疡形成(图 7-3A);横断位动脉期、静脉期 CT 图像示增厚胃壁分层结构消失,全层呈中度强化,浆膜面光整(图 7-3B、C);冠状位静脉期 CT 图像示浆膜面邻近脂肪间隙内少许短细条索影(图 7-3D);X 线造影示胃体小弯侧黏膜破坏,并见不规则充盈缺损影,胃壁僵硬,扩张受限(图 7-3E);胃镜示胃体中上部后壁至近贲门处巨大溃疡,上覆污苔,周边黏膜充血、水肿、糜烂,呈"堤坝样"隆起,质脆,触之易出血(图 7-3F)。

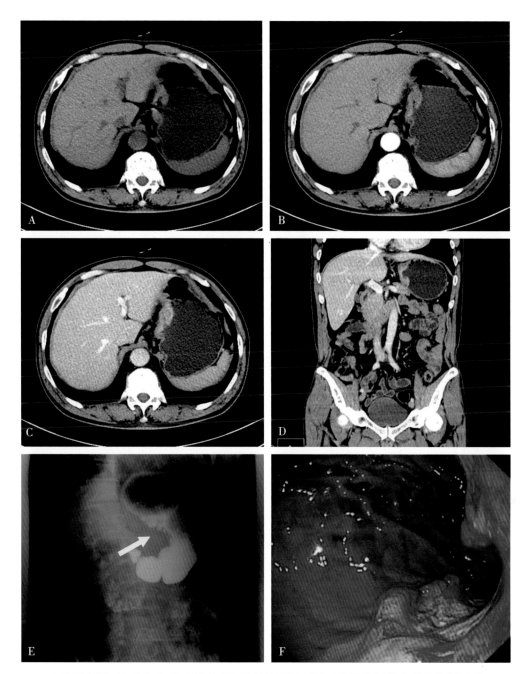

A. 横断位平扫 CT 图像;B ~ D. 横断位动脉期、静脉期及冠状位静脉期 CT 图像;E. 消化道造影图像;

F. 胃镜图像

图 7-3 T_3 期胃癌 CT、X 线造影及胃镜表现

诊断思路

　　60 岁男性,以"腹痛半月余"为主诉入院。查体:腹部压痛。CT 诊断示胃小弯侧胃壁不规则增厚,并见溃疡形成,增厚的胃壁分层结构消失,肿瘤浸润全层,未穿透浆膜。X 线造影提示胃体小弯侧占位。胃镜显示胃体中上部后壁至近贲门处一巨大溃疡。结合患者的临床表现及典型影像特征考虑患者胃小弯胃癌(T_3 期),经病理诊断为胃小弯胃腺癌($pT_3N_1M_x$)。

病例4 男,66岁。主诉:间断性腹胀3月余,呕吐2 d。查体:腹部压痛。横断位增强CT图像示胃窦部及胃体远端胃壁明显增厚,增厚胃壁动脉期呈明显强化,静脉期持续性强化(图7-4A、B);冠状位静脉期CT图像示浆膜面周围脂肪间隙密集条絮浸润影(图7-4C 箭头所示);胃镜示胃体远端弥漫结节状隆起(图7-4D);X线碘剂造影示胃窦及部分胃体不规则充盈缺损,局部胃腔狭窄,碘剂通过困难,病变处胃壁僵硬,黏膜破坏,蠕动消失(图7-4E、F)。

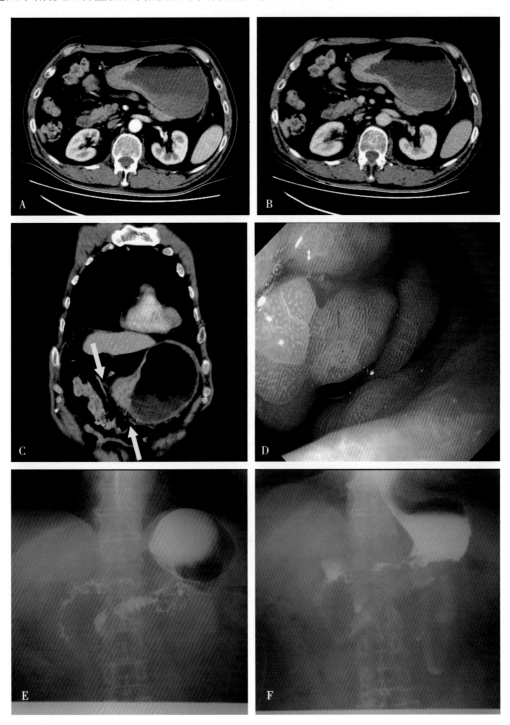

A.横断位动脉期CT图像;B.横断位静脉期CT图像;C.冠状位静脉期CT图像;D.胃镜图像;E、F.X线碘剂造影

图7-4 T4期胃癌CT、胃镜及X线碘剂造影表现

诊断思路

66 岁男性,以"间断性腹胀 3 月余,呕吐 2 d"为主诉入院,查体:腹部压痛。CT 图像示胃窦部及胃体远端占位,累及胃壁全层,侵犯浆膜面周围脂肪间隙。胃镜示胃体远端弥漫性结节状隆起。X 线碘剂造影显示胃体远端充盈缺损,提示胃体远端占位。结合患者的临床表现及典型 CT、胃镜特征,拟诊断为胃体远端癌(T_{4a} 期)。经术后病理证实为胃体远端胃腺癌,浸润浆膜层($pT_{4a}N_0M_x$)。

病例 5　女,54 岁。主诉:间断性腹痛半年余,消瘦。查体:未见明显体征。实验室检查:肿瘤异常糖链糖蛋白 175.898 U/mL(↑)。横断位平扫 CT 图像示贲门、胃底及胃体胃壁弥漫性增厚,胃壁僵硬,胃腔狭窄,肝脏实质内见囊性低密度影(图 7-5A);横断位动脉期、静脉期 CT 图像示增厚胃壁呈延迟渐进性强化,浆膜面欠光整,肝脏囊性病灶增强未见强化(图 7-5B、C);X 线造影示胃黏膜皱襞不规则增粗,局部黏膜破坏,胃壁僵硬,蠕动消失,胃腔狭窄,以胃底及胃体为著(图 7-5D)。

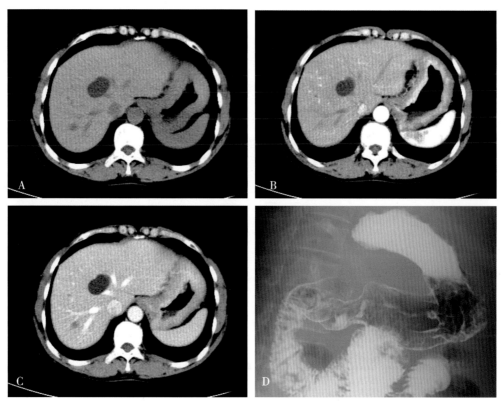

A.横断位平扫 CT 图像;B.横断位动脉期 CT 图像;C.横断位静脉期 CT 图像;D.消化道造影图像

图 7-5　弥漫浸润型胃癌 CT 及 X 线造影表现

诊断思路

54 岁女性,以"间断性腹痛半年余,消瘦"为主诉入院,查体:未见明显体征。实验室检查显示肿瘤异常糖链糖蛋白明显升高。CT 显示全胃壁弥漫性增厚,增强后延迟渐进性强化。X 线造影显示胃黏膜破坏,胃壁僵硬,蠕动消失,胃腔狭窄。胃镜检查示胃腔狭小,充气扩张差,全胃黏膜皱襞粗大僵硬、纹理紊乱。结合患者的临床表现、实验室检查及典型影像特征考虑"皮革胃",病理诊断为全胃低分化腺癌,部分为印戒细胞癌,浸润全层。

病例6　女,51岁。主诉:吞咽困难半年余,加重伴胸骨后疼痛5月余。查体:下腹部按压痛。既往史:2个月前无明显诱因出现阴道持续出血1月余,色鲜红,量大,伴下腹胀痛。横断位动脉期CT图像示胃小弯胃壁弥漫性增厚,胃壁僵硬,胃腔狭窄,轻至中度强化(图7-6A);横断位静脉期CT图像示增厚胃壁呈进行性强化,强化较动脉期显著(图7-6B);胃镜示贲门至胃小弯侧黏膜粗糙并不规则隆起,表面糜烂、坏死(图7-6C);横断位动脉期、静脉期CT图像示双侧子宫附件区团块状软组织密度影,增强后不均匀明显强化(图7-6D、E);冠状位静脉期CT图像示胃壁增厚及附件区肿块影(图7-6F)。

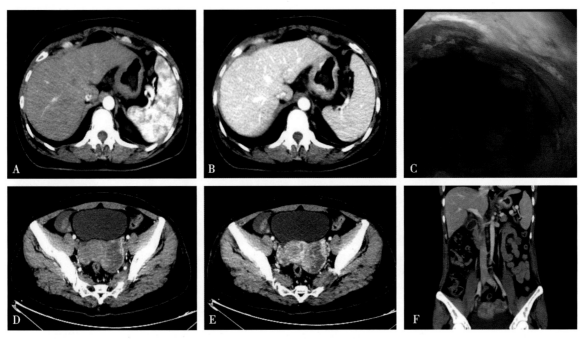

A、B.横断位动脉期、静脉期CT图像(腹腔);C.胃镜图像;D、E.横断位动脉期、静脉期CT图像(盆腔);F.冠状位静脉期CT图像(腹、盆腔)

图7-6　胃癌合并子宫附件转移CT表现

诊断思路

51岁女性,以"吞咽困难半年余,加重伴胸骨后疼痛5月余"为主诉入院。患者合并阴道异常出血,查体:下腹部按压痛。CT图像示胃小弯胃壁不规则增厚伴异常强化;双侧子宫附件区不均匀强化软组织团块。胃镜示贲门至胃体小弯侧黏膜粗糙并不规则隆起,表面糜烂、坏死。结合患者的临床表现及典型影像特征,诊断为贲门-胃体胃癌,伴双侧附件转移。

病例7　女,60岁。主诉:腹痛伴恶心、呕吐20天余,加重1d。查体:腹部未见异常。化疗前的动脉期、静脉期CT图像示胃小弯胃壁不规则增厚,增强扫描中度强化,强化欠均匀,肝胃间隙可见肿大淋巴结影,增强中度强化,强化不均(图7-7A~C);化疗后的动脉期、静脉期CT图像,胃小弯处病灶较化疗前缩小,肝胃间隙淋巴结较前稍缩小(图7-7D~F)。

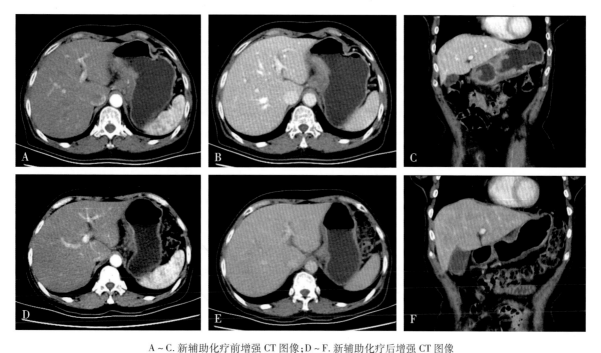

A~C. 新辅助化疗前增强CT图像;D~F. 新辅助化疗后增强CT图像

图7-7　新辅助化疗有效胃癌患者化疗前后CT对比图像

诊断思路

60岁女性,以"腹痛伴恶心、呕吐20天余,加重1 d"为主诉入院,查体:腹部未见异常。CT图像示胃小弯胃壁不规则增厚伴中度强化,肝胃间隙不均匀强化肿大淋巴结影。该患者行新辅助化疗,基于化疗前后CT图像显示病灶范围缩小,根据实体瘤疗效评价标准判定该肿瘤化疗有效。术后病理证实胃小弯胃腺癌,浸润全层,伴淋巴结转移。

病例8　男,60岁。主诉:吞咽哽噎感3月余,伴上腹部疼痛4 d。查体:腹部未见异常。化疗前的横断位动脉期、静脉期CT图像,贲门-胃底处可见胃壁不规则增厚,增强扫描轻至中度强化,黏膜面强化为著(图7-8A~C);化疗后的横断位动脉期、静脉期CT图像,贲门-胃底处病灶范围较治疗前变化不大(图7-8D~F)。

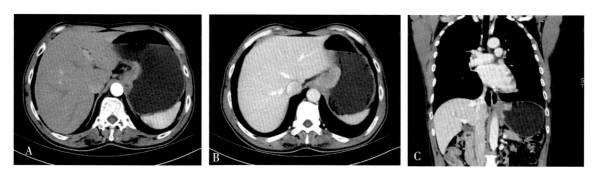

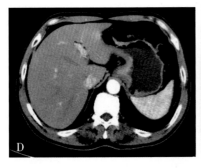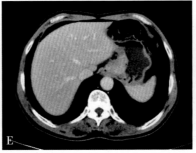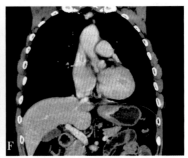

A～C.新辅助化疗前增强 CT 图像;D～F.新辅助化疗后增强 CT 图像

图 7-8　新辅助化疗无效胃癌患者化疗前后 CT 对比图像

诊断思路

　　60 岁男性,以"吞咽哽噎感 3 月余,伴上腹部疼痛 4 d"为主诉入院,查体:腹部未见异常。CT 图像示贲门、胃底及胃小弯处胃壁不规则增厚伴黏膜面明显强化。内镜显示贲门、胃底至胃小弯不规则结节状隆起,表面糜烂坏死。结合患者的临床表现及典型影像特征,诊断为贲门-胃底癌。该患者行新辅助化疗,基于化疗前后 CT 图像所示,病灶范围变化不大,根据实体瘤疗效评价标准判定该肿瘤化疗无效。术后病理证实贲门-胃小弯胃腺癌,浸润全层($pT_3N_0M_x$)。

临床要点

　　胃癌(gastric cancer,GC)是我国最常见的恶性肿瘤之一。多发病于 40～60 岁男性患者,可发生于胃部的任何部位,胃窦、胃小弯与贲门处多见。早期症状多不明显,中晚期可出现腹痛、消化道出血、贫血、体重下降、消瘦等。

【影像学表现】

　　1.X 线造影表现　对黏膜面以及黏膜下层的细微病变显示良好。

　　(1)早期胃癌:分为隆起型、表浅型及凹陷型。

　　1)隆起型(Ⅰ型):肿瘤呈类圆形向胃腔内突出,分界清晰,基底宽,加压法显示所在部位为大小不等、不规则的充盈缺损,表层可见不规则钡斑。

　　2)表浅型(Ⅱ型):肿瘤位于表面,沿着黏膜及黏膜下层生长,较平坦,形状欠规则,多数病变界限清晰,加压法可显示出受破坏的胃小区及胃小沟,钡斑不规则,呈"颗粒状",可有轻微指压状凹陷,胃壁僵硬等。

　　3)凹陷型(Ⅲ型):肿瘤形成较深凹陷,加压法表现为形态不规整、界限清晰的龛影,周边黏膜皱襞僵硬、截断或融合,可见小结节。

　　(2)中晚期胃癌:分为蕈伞型、溃疡型、浸润溃疡型及浸润型。

　　1)蕈伞型(Ⅰ型):局限性充盈缺损,外形呈"蕈伞状",表面欠光滑,形成小龛影,与邻近胃壁分界清。

2)溃疡型(Ⅱ型):不规则龛影,多呈"半月形",轮廓欠规则,外缘平直,内缘不光整,有"结节状"或"颗粒状"隆起形成的透亮影,即"指压迹"及"裂隙征"。位于胃轮廓之内的龛影,外围绕有宽窄不等的透明带即"环堤",此征象为"环堤征",周围伴有黏膜纠集且截断于"环堤"外。

3)浸润溃疡型(Ⅲ型):溃疡形状与Ⅱ型相仿,但其外缘呈"斜坡状"隆起,"环堤"宽窄不等且破坏,与正常的胃壁界限不清,其周围黏膜皱襞破坏消失。肿瘤浸润性生长易引起胃腔狭窄,胃角变形,胃小弯缩短。

4)浸润型(Ⅳ型):可分为局限浸润型和弥漫浸润型。局限浸润型表现为胃壁不规则增厚且僵硬,边缘不整,蠕动波消失,局限性胃腔狭窄、变形;弥漫浸润型表现为胃黏膜平坦、消失,胃壁增厚、僵硬,胃腔明显缩小,形态固定,典型"皮革胃"征象。

2.CT表现　早期胃癌可表现为胃壁改变轻微,CT难以发现。进展期胃癌,胃壁可见不同形状的腔内软组织肿块影,表面凹凸不平,可见溃疡。胃壁局限性或弥漫性增厚,增厚不均匀,胃壁僵直硬化、弹性消失,增厚的胃壁与正常胃壁界限不清,胃腔不规则狭窄;增强扫描,病变处胃壁显著强化。肿瘤侵犯至浆膜层表现为浆膜面毛糙、不规则或结节样形态,轮廓模糊,胃周脂肪层模糊。CT亦可判断肿瘤与邻近脏器关系,有无直接侵犯肝脏或胰腺,有无淋巴结转移以及远处转移等。

【鉴别诊断】

1.胃恶性间质瘤　肿块型胃癌需要与胃间质瘤鉴别。CT检查中,胃间质瘤主要的表现为类圆形或分叶状软组织肿块,界限清楚,密度与肌肉较为相仿,可伴有坏死、囊变、出血、钙化等。间质瘤起源于黏膜下,一般黏膜面完整,可与胃癌鉴别;当间质瘤累及黏膜面发生溃疡时,与胃癌鉴别较难。

2.胃淋巴瘤　根据胃壁形态及受累范围,胃淋巴瘤可分为结节型、弥漫浸润型、溃疡型、节段浸润型、肿块型等。约85%的患者CT表现为胃壁局限性或弥漫性增厚,亦可表现为肿块。CT增强扫描,部分增厚胃壁轻至中度持续性强化,病变侧黏膜呈线样强化,晚期胃周脂肪间隙可消失,与周围脏器分界不清。若胃壁表现为局限性或弥漫性增厚,但仍保持良好的柔软度,则高度提示诊断为胃淋巴瘤,与胃癌引起的胃壁僵硬可鉴别;若胃周两个区域以上出现多个肿大淋巴结,部分相互融合,同时腹膜后肾门下淋巴结肿大且密度均匀可提示为胃淋巴瘤;而胃癌引起的转移淋巴结易发生坏死。

3.肥厚性胃窦炎　Ⅳ型(浸润型)胃癌需与肥厚性胃窦炎区别,后者胃黏膜正常,胃壁柔软有弹性,无"肩胛征"及"袖口征"。

第二节　胃淋巴瘤

病例1　男,63岁。主诉:上腹部不适2个月,呕血6 d。横断位平扫CT图像示胃大弯侧壁弥漫性增厚(图7-9A);横断位动脉期CT图像示增厚的胃壁中度均匀强化(图7-9B);横断位静脉期CT示增厚的胃壁渐进性中度强化(图7-9C);冠状位、矢状位动脉期CT图像示胃壁增厚,未见周围结构受压(图7-9D、E);病理示胃弥漫性大B细胞淋巴瘤(图7-9F)。

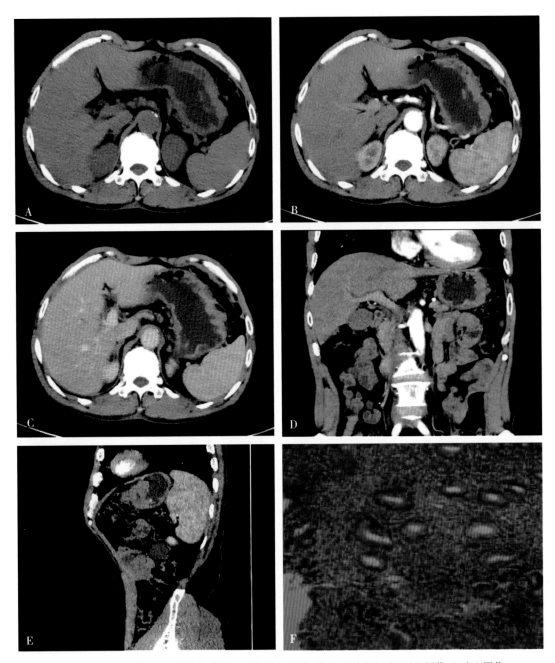

A. 横断位平扫 CT 图像；B、C. 横断位动脉期、静脉期 CT 图像；D、E. 动脉期多平面重组图像；F. 病理图像

图 7-9　胃弥漫性大 B 细胞淋巴瘤CT 及病理表现

诊断思路

　　63 岁男性，以"上腹部不适 2 个月,呕血 6 d"为主诉入院,提示胃部病变可能性大。CT 图像示胃充盈可,提示胃壁有一定的扩张性柔软度。胃大弯侧壁弥漫性增厚,累及范围广泛,动脉期中度均匀强化,静脉期持续性强化,黏膜皱襞粗大、隆起。腔外轮廓光整,周围脂肪间隙清晰。胃壁弥漫增厚,考虑胃淋巴瘤或 Borrmann Ⅳ型胃癌。根据强化方式、黏膜皱襞粗大以及胃外壁情况,考虑胃淋巴瘤,病理结果证实为胃弥漫性大 B 细胞淋巴瘤。

病例2　男,53岁。主诉:呕血伴黑便15 h。横断位平扫CT图像示胃充盈差,贲门胃底壁不均匀增厚(图7-10A);横断位动脉期CT图像示贲门胃底壁中度不均匀强化(图7-10B);横断位静脉期CT图像示贲门胃底壁轻度强化(图7-10C);冠状位、矢状位静脉期CT图像示贲门胃底周围结构未见受压改变(图7-10D、E);胃镜示胃底与胃体交界处一溃疡面,覆白苔,周边黏膜皱襞放射样纠集、肿胀,胃底见片状充血糜烂面(图7-10F、G);病理示黏膜慢性活动性炎症伴溃疡形成,并见多量炎性渗出坏死组织,淋巴组织增生活跃,以T细胞增生为主(图7-10H)。

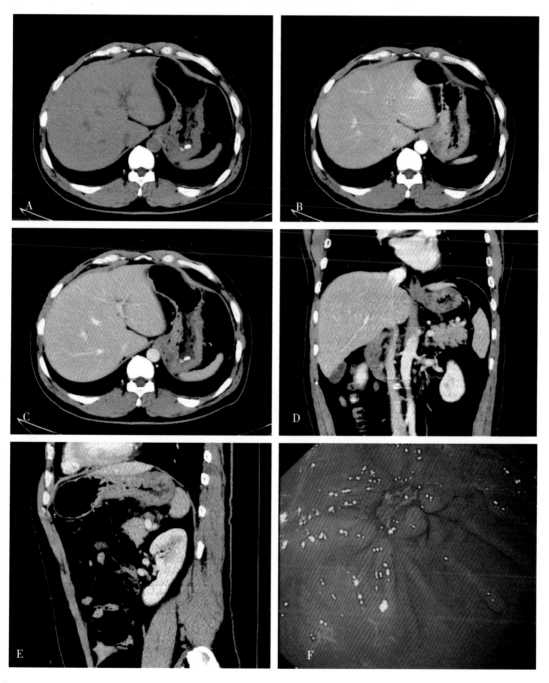

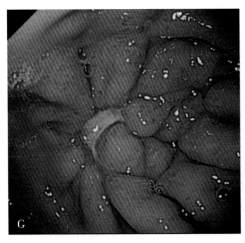
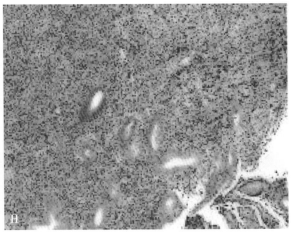

A.横断位平扫 CT 图像；B、C.横断位动脉期、静脉期 CT 图像；D、E.静脉期多平面重组图像；F、G.胃镜图像；
H.病理图像

图 7-10　T 细胞胃淋巴瘤 CT、胃镜及病理表现

诊断思路

53 岁男性，以"呕血伴黑便 15 h"为主诉入院，考虑上消化道病变可能性大。CT 图像示贲门胃底壁不均匀增厚，增强扫描呈轻中度不均匀强化，影像学表现不典型，腔外轮廓光整，周围脂肪间隙清晰，周围结构未见受压改变。胃镜示胃底片状充血糜烂，黏膜皱襞粗大、隆起，贲门胃底壁不均匀增厚，考虑胃淋巴瘤或 Borrmann Ⅳ型胃癌。根据强化方式、黏膜皱襞粗大以及胃外壁情况，考虑胃淋巴瘤，病理结果证实为 T 细胞胃淋巴瘤。

病例3　男，73 岁。主诉：黑便 1 月余。横断位平扫 CT 图像示胃体及胃底局部增厚合并软组织肿块（图 7-11A）；横断位动脉期 CT 图像示病变呈轻度强化（图 7-11B）；横断位静脉期 CT 图像示病变渐进性中度强化、肝胃间隙肿大淋巴结，轻度均匀强化（图 7-11C、D）；横断位静脉期 CT 图像示肠系膜多发肿大淋巴结，轻度均匀强化（图 7-11E）；冠状位、矢状位静脉期 CT 图像示肿块向胃腔内外突出，脾脏局部受压，肿块整体呈均匀轻中度强化（图 7-11F、G）；病理示经典型套细胞淋巴瘤（图 7-11H）。

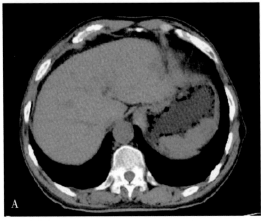
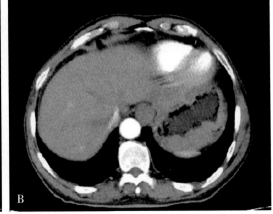

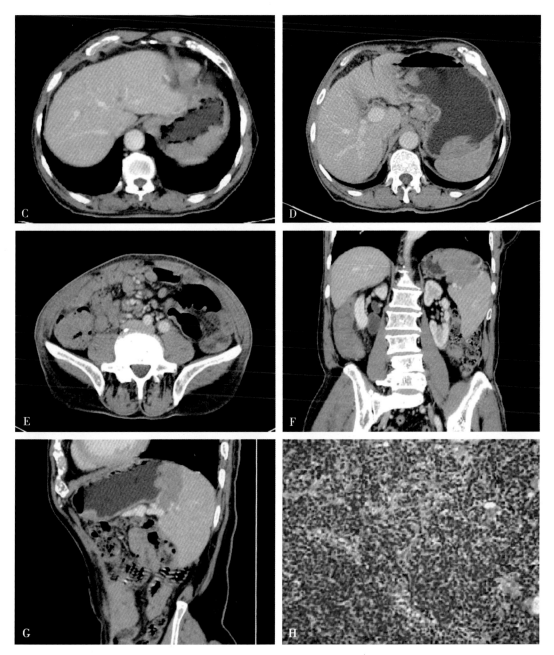

A. 横断位平扫 CT 图像；B. 横断位动脉期 CT 图像（腹部）；C、D. 横断位静脉期 CT 图像（腹部）；E. 横断位静脉期 CT 图像（盆腔部）；F、G. 静脉期多平面重组图像；H. 病理图像

图 7-11　经典型套细胞胃淋巴瘤 CT 及病理表现

【诊断思路】

　　73 岁男性，以"黑便 1 月余"为主诉入院，提示上消化道病变可能性大。CT 图像示胃体及胃底局部增厚合并软组织团块，增强后肿块整体呈轻中度均匀强化，考虑胃淋巴瘤或胃癌。肝胃间隙、肠系膜多发肿大淋巴结，一般胃淋巴瘤存在广泛淋巴结转移，易合并腹膜后肾门下淋巴结肿大，而胃癌相对少见。因此，首先考虑胃淋巴瘤，病理结果证实为经典型套细胞淋巴瘤。

病例4　女,41岁。主诉:上腹隐痛半月,加重伴腹胀、黑便3d。实验室检查:幽门螺杆菌感染抗体阳性。横断位平扫CT图像示胃小弯壁局限性增厚(图7-12A);横断位动脉期CT图像示病变呈轻度强化(图7-12B);横断位静脉期CT图像示病变渐进性中度强化(图7-12C);矢状位静脉期CT图像示病变呈均匀中度强化(图7-12D);胃镜示胃底一"瘢痕样"凹陷性病变,周边黏膜略隆起,胃体中部两处片状黏膜发白,胃体下部前壁小弯侧一"花瓣样"病变,周边黏膜纠集(图7-12E~G);病理示胃底及胃体淋巴组织显著增生,结合免疫组化符合结外黏膜相关淋巴组织边缘区淋巴瘤(图7-12H)。

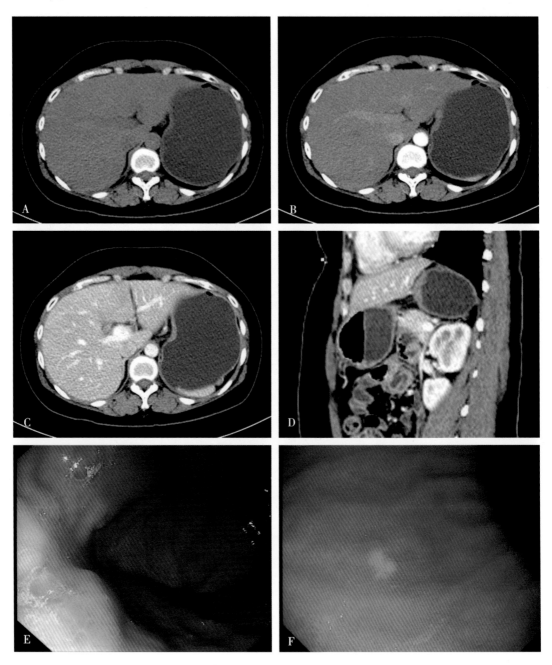

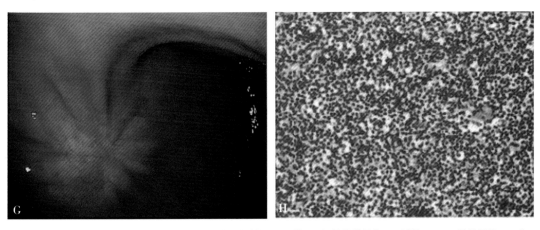

A. 横断位平扫 CT 图像；B、C. 横断位动脉期、静脉期 CT 图像；D. 矢状位静脉期 CT 图像；E ~ G. 胃镜图像；H. 病理图像

图 7-12　胃黏膜相关淋巴组织淋巴瘤 CT、胃镜及病理表现

诊断思路

41 岁女性，以"上腹隐痛半个月，加重伴腹胀、黑便 3 d"为主诉入院，临床症状无特异性。CT 图像示胃小弯壁局限性增厚，胃镜示胃体下部前壁小弯侧一"花瓣样"病变，周边黏膜纠集，结合患者上消化道出血症状（上腹部隐痛，黑便），提示患者较可能存在胃肿瘤性病变。然而，病变范围小，处于病灶发展早期，影像不易定性诊断。最终，病理结果证实为结外黏膜相关淋巴组织边缘区淋巴瘤。

临床要点

胃淋巴瘤（gastric lymphoma）占胃恶性肿瘤的 3% ~ 5%，仅次于胃癌而居第二位，在胃肉瘤中占 70% ~ 80%。病变局限于胃和区域性淋巴结者为胃原发性淋巴瘤（>50%），而全身淋巴瘤伴有胃受侵者为胃继发性淋巴瘤。胃淋巴瘤以非霍奇金淋巴瘤多见。本病发病年龄略小于胃癌，多在 40 ~ 50 岁，症状以上腹痛为主，其次为食欲减退、消瘦、恶心、呕吐、黑便等，可伴有肿块、表浅淋巴结肿大及肝脾大。

结外黏膜相关淋巴组织边缘区淋巴瘤（MALT 淋巴瘤）是一种惰性淋巴瘤，属非霍奇金淋巴瘤的一种独立类型。最常见的累及部位是胃肠道。该病是在慢性炎症基础上发生改变而产生的，幽门螺杆菌是引起 MALT 淋巴瘤的主要原因。原发胃 MALT 淋巴瘤症状包括消化不良、反酸、腹痛和体重减轻等，抗幽门螺杆菌治疗是胃 MALT 淋巴瘤的首选治疗方式，在联合其他治疗方式之后达到最佳疗效。

【影像学表现】

1. X 线造影表现　造影检查，胃恶性淋巴瘤常见的表现为局限或广泛浸润性病变。前者为黏膜皱襞不规则、粗大，胃壁柔韧度降低，位于胃窦时使之呈"漏斗状"狭窄；后者为巨大黏膜皱襞的改变,排列紊乱,胃腔缩窄或变形,但其缩窄与变形程度不及浸润型胃癌。

2. CT表现　以胃壁增厚为特征,呈广泛性或阶段性,增厚程度可达4~5 cm,但尚具有一定的柔软性,不常侵犯邻近器官或使胃周脂肪层消失,增厚的胃壁密度,增强扫描呈一致性强化,但程度略低;有时表现为局部肿块,伴或不伴有溃疡。继发性胃淋巴瘤还可显示胃周及腹膜后淋巴结肿大、肝脾大等改变。

【鉴别诊断】

1. 胃癌　发生于黏膜层的胃癌可破坏黏膜层,促进黏膜下层结缔组织增生;而起源于深层淋巴组织的淋巴瘤主要促进黏膜下层肿瘤的生长,结缔组织增生很少见。当胃癌表现为弥漫性胃壁增厚时,通常胃壁僵硬,胃腔狭窄;而淋巴瘤的胃壁柔软,即使弥漫性胃壁增厚,胃腔亦很少狭窄。胃癌更倾向于向外浸润(包括胰、脾、肝及周围组织),在有明显外侵的情况下,诊断胃癌的可能性较大。此外,淋巴瘤引起的胃周淋巴结增大通常比胃癌多见,尤其是引起肾门以下淋巴结增大更较后者多见。

2. 胃间质瘤　胃间质瘤一般为壁内肿瘤,向腔内外生长。低度危险性的胃间质瘤多表现为突向腔内的软组织肿块,多呈类圆形,直径多小于5 cm,平扫密度比较均匀,钙化少见,增强后多呈均匀强化;高度危险性的胃间质瘤常表现为向腔外生长的肿块,亦可有中心坏死、溃疡形成或者钙化,平扫和增强实质部分密度尚均匀,但胃间质瘤一般强化较胃淋巴瘤明显。

第三节　胃平滑肌肉瘤

病例1　男,52岁。主诉:腹胀2月余。横断位平扫CT图像示胃体软组织肿块,向外突出,其内密度不均、斑点状钙化,肝脏多发团块状低密度影(图7-13A);横断位动脉期CT图像示病变不均匀轻度强化,实性部分强化同肌肉,肝脏肿块不均匀强化,边界欠清晰(图7-13B);冠状位动脉期CT图像示肿块突出腔外,局部与脾和脾动脉紧贴(图7-13C);病理示胃梭形细胞瘤,结合免疫学标记符合胃平滑肌肉瘤(图7-13D)。

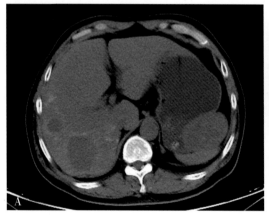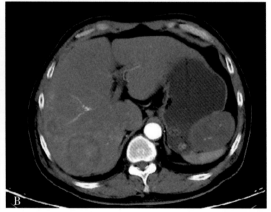

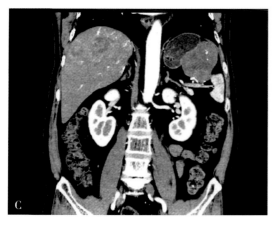
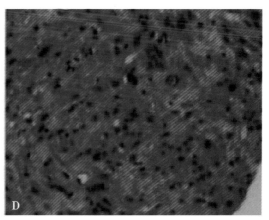

A.横断位平扫CT图像；B、C.横断位、冠状位动脉期CT图像；D.病理图像

图7-13　胃平滑肌肉瘤CT及病理表现

诊断思路

52岁男性，以"腹胀2月余"为主诉入院，临床症状无特异性。CT图像示胃体上部软组织肿块，腔外生长，其内密度不均伴斑点状钙化，增强扫描不均匀轻度强化。胃黏膜强化完整。肝脏多发团块状低密度影，增强扫描呈不均匀强化，提示转移；恶性间质瘤较少出现钙化，故首先考虑胃平滑肌肉瘤伴肝脏多发转移，病理结果证实为胃平滑肌肉瘤。

病例2　男，74岁。主诉：血糖升高4年，双下肢水肿3 d。横断位平扫CT图像示胃充盈差，胃底、胃大弯肿块，外生为主，呈分叶状，密度不均（图7-14A）；横断位动脉期、静脉期CT图像示轻中度不均匀强化，中心坏死并溃疡形成（图7-14B、C）；矢状位、冠状位静脉期CT图像示肿块突出腔外，周围组织受压，局部脂肪间隙存在（图7-14D～F）；胃镜示胃体中部大弯巨大较深凹陷，周边黏膜充血、水肿、不规则隆起（图7-14G）；病理示胃恶性梭形细胞瘤，结合免疫学标记符合胃平滑肌肉瘤（图7-14H）。

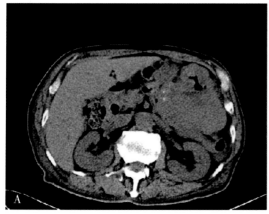
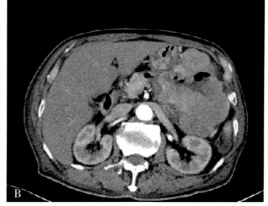

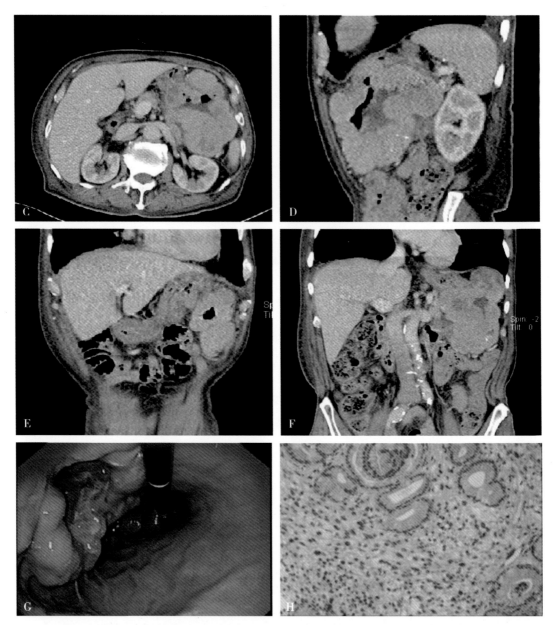

A. 横断位平扫 CT 图像；B、C. 横断位动脉期、静脉期 CT 图像；D ~ F. 多平面重组静脉期 CT 图像；G. 胃镜图像；
H. 病理图像

图 7-14　胃平滑肌肉瘤 CT、胃镜及病理表现

诊断思路

　　74 岁男性，以"血糖升高 4 年，双下肢水肿 3 d"为主诉入院。CT 图像示胃底、胃体部大弯肿块，外生为主，呈分叶状，密度不均，增强后轻中度不均匀强化，中心坏死并溃疡形成；胃镜示胃体中部大弯巨大较深凹陷，周边黏膜充血、水肿、不规则隆起。根据 CT 特征考虑胃间质瘤或平滑肌肉瘤，胃镜活检可帮助鉴别，病理证实胃平滑肌肉瘤。

临床要点

胃平滑肌肉瘤是临床少见的一种原发性胃恶性肿瘤,占胃恶性肿瘤的 0.5% ~ 2.5%,胃肉瘤的 20%。根据肿瘤的起始部位及生长方式,胃平滑肌肉瘤可分为腔内型(黏膜下型)、腔外型(浆膜下型)、腔内外型(混合型)。其中腔内型多见,腔外型临床少见。

胃平滑肌肉瘤缺乏典型特征,一般无特异性症状和体征,其出现时间和程度取决于肿瘤的部位、大小、生长速度以及有无溃疡。早期多为上腹部不适,继而出现腹痛、呕血、黑便、上腹部包块等表现,少部分可见食欲缺乏、腹胀、发热、乏力、消瘦、贫血等。

【影像学表现】

1. X 线造影表现　腔内型可见圆形、椭圆形或分叶状软组织肿块影,肿块内可见脐样或假憩室样龛影,周围黏膜伸展、撑平,部分黏膜破坏;腔外型表现为胃受外来压迫征象,胃受压移位。腔内外型兼有上述两种表现。

2. CT 表现　肿块常外压胃壁,致使胃腔狭窄,窦部肿块甚至造成幽门梗阻。肿瘤周边血供丰富,而中央则血供较差,容易发生血运障碍,肿块内常发生坏死、液化,甚至囊性变。由于肿瘤血供丰富,增强后可见明显强化,肿块边缘不规则,可见分叶状,常侵犯周围组织器官,与胃壁分界不清,局部胃壁增厚。

【鉴别诊断】

1. 胃癌　胃癌发病年龄大,病程短,症状重,胃黏膜破坏明显,浸润性胃癌肿块形态不规则呈"菜花状",常有溃疡出血,溃疡边缘有"堤状"隆起,钡餐见龛影口部有指压迹或裂隙,胃壁僵硬、蠕动消失的程度和范围较显著,胃镜活检多能确诊。

2. 胃平滑肌瘤　良性平滑肌瘤一般直径小于 2 cm,表面光滑,糜烂溃疡少见,胃镜下可见到肌瘤将黏膜顶起而形成的"桥形皱襞",用活检钳触之,可在黏膜下滚动,质地柔软,良性平滑肌瘤无远处转移。病理组织学检查是鉴别的关键。

3. 胃间质瘤　胃间质瘤一般为壁内肿瘤,向腔内外生长。低度危险性的胃间质瘤多表现为突向腔内的软组织肿块,多呈"类圆形",直径多小于 5 cm,平扫密度比较均匀,钙化少见,增强后多呈均匀强化;高度危险性的胃间质瘤常有向腔外生长的肿块,亦可有中心坏死、溃疡形成或者钙化,平扫和增强实质部分密度尚均匀。

参考文献

[1]高剑波.胃部肿瘤的 CT 影像学评价[J].中华胃肠外科杂志,2015,18(6):625-627.

[2]高歌,梁盼,高剑波,等.基于胃间质瘤 CT 形态学特征的病理危险度分级研究[J].实用放射学杂志,2014,30(10):1665-1669.

[3]李俊强,刘忠,胡祥.原发性胃淋巴瘤的治疗及预后分析[J].中华消化外科杂志,2014,13(8):625-628.

第八章 胃其他疾病

第一节 胃憩室

病例 1　男,70 岁。主诉:胆囊多发结石、腹痛 2 月余。X 线造影示胃底后壁外突类圆形小囊袋状影,大小约 17 mm×11 mm,并有细颈与胃腔相通,黏膜延续(图 8-1A、B 箭头所示)。横断位静脉期、动脉期 CT 图像示胃底后壁外突类圆形囊袋影,囊袋壁与胃壁强化接近(图 8-1C、D 箭头所示);冠状位、矢状位静脉期 CT 图像示胃底后壁小囊袋影向胃腔外突出,囊腔与胃腔连接(图 8-1E、F 箭头所示)。

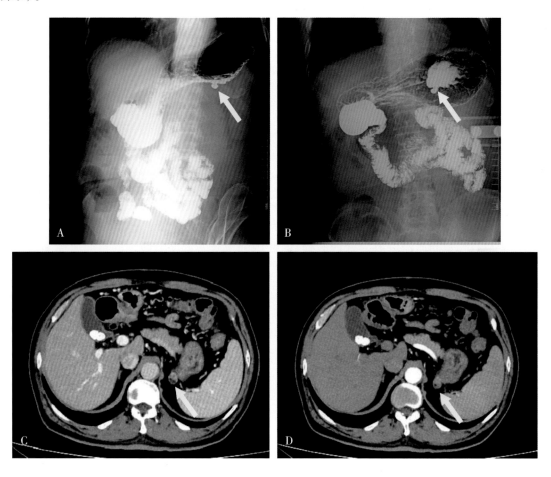

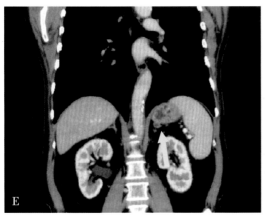
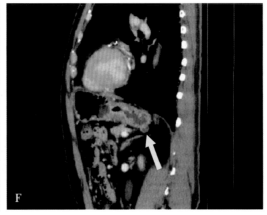

A、B.消化道造影图像；C、D.横断位静脉期、动脉期 CT 图像；E.冠状位静脉期 CT 图像；F.矢状位静脉期 CT 图像

图 8-1　胃底憩室 X 线造影及 CT 表现(病例 1)

诊断思路

70 岁男性，以"胆囊多发结石、腹痛 2 月余"为主诉入院。X 线造影检查示胃底后壁外突类圆形小囊袋状影，与胃腔连接，黏膜与胃腔黏膜相连续，符合胃底憩室的表现。根据 CT 囊壁的密度及强化与胃壁相似，并有细颈与胃腔相通，诊断与 X 线造影相符。结合患者年龄及影像特征，诊断为胃憩室。

病例 2　男，70 岁。主诉：上腹部间断疼痛 6 月余。查体：未见异常。实验室检查未见异常。X 线造影示胃底外突小囊袋影，大小约 17 mm×14 mm，边缘光滑整齐。囊腔与胃腔连续(D 图充盈像显示为佳)，并有颈与胃腔相通，可见黏膜皱襞深入其中(A 图充盈像显示为佳)(图 8-2A ~ D 箭头所示)。

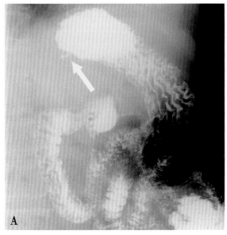
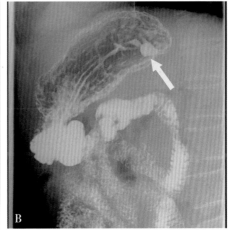

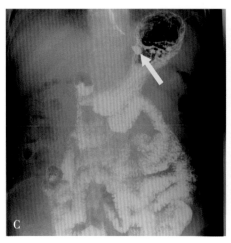
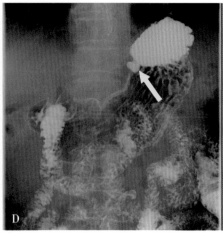

A. 充盈像；B、C. 黏膜像；D. 充盈像

图 8-2　胃底憩室 X 线造影表现（病例 2）

诊断思路

　　70 岁男性，以"上腹部间断疼痛 6 月余"为主诉入院，体格检查未见阳性体征。X 线造影显示胃底外突囊袋影，并有颈与胃腔相通，边缘光滑清晰。充盈像显示此囊腔与胃腔相通，黏膜像显示此囊腔的黏膜系胃腔黏膜的延续。X 线表现、病变位置以及患者的临床表现符合胃憩室的典型表现。

　　病例 3　男，41 岁。主诉：上腹部间断疼痛 1 年余。查体：未见异常。实验室检查未见异常。X 线造影示胃底内后方一小囊袋影突出于胃轮廓之外，大小约 19 mm×13 mm，边缘光滑整齐，囊腔与胃腔连续并相通，可见胃黏膜皱襞深入其中（图 8-3）。

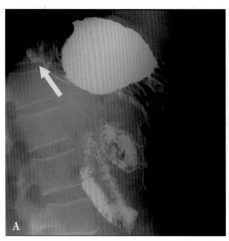
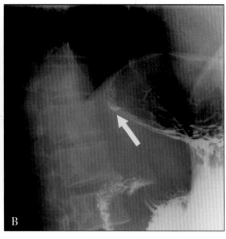

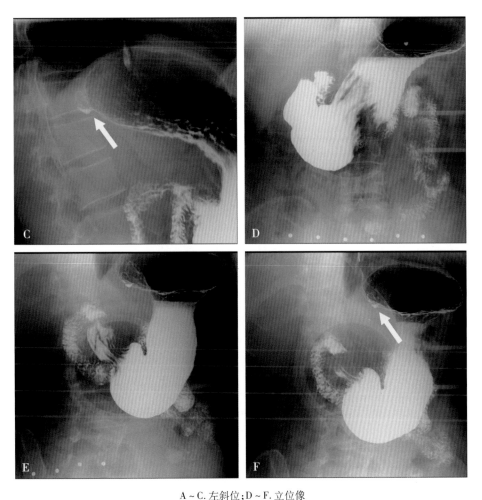

A~C.左斜位；D~F.立位像

图8-3　胃底憩室 X 线造影表现（病例3）

诊断思路

41 岁男性，以"上腹部间断疼痛 1 年余"为主诉入院，体格检查未见阳性体征。X 线造影显示胃底内后方一小囊袋影突出于胃轮廓之外，与胃腔相通，边缘光滑清晰。应考虑胃憩室及溃疡的可能，此囊腔的黏膜系胃腔黏膜的延续，黏膜完整，无破坏，因此诊断为胃憩室。X 线造影是检查、诊断胃憩室最直观的方法。

临床要点

胃憩室（gastric diverticulum）是指胃壁局限性向外囊袋状扩张，且其内胃黏膜走行正常。胃憩室可见于任何年龄，以 30~60 岁居多，女性患者略多于男性。胃憩室按病因可分为先天性及继发性；按病理分为真性及假性，真性憩室包括胃壁各层，假性憩室仅有胃黏膜及浆膜层。先天性胃憩室一般位于胃后壁贲门附近小弯侧，多为真性憩室，因该处纵行肌薄弱而形成；继发性胃憩室既有真性憩室也有假性憩室，大多由溃疡、肉芽肿、肿瘤、手术等因素引起，多位于幽门前区。胃憩室无症状者一般不需要治疗,有症状或合并其他症状者可行内科保守治疗。

【影像学表现】

1. X 线造影表现　胃憩室通常呈圆形或卵圆形囊袋状影突出胃腔之外,边缘光滑整齐,大小不一。也可见一窄颈与胃腔相连,加压时,可见正常黏膜位于憩室内并与胃壁黏膜相连。

2. CT 表现　胃壁外类圆形或类椭圆形囊袋状影,憩室内密度根据内容物的不同表现各异,可见气-液平的囊袋影或含气、含液囊袋影。若主要为气体和食物残渣混杂,可呈"类蜂窝状"囊袋影。增强扫描示大部分憩室壁强化,与胃壁强化接近。

【鉴别诊断】

胃溃疡:龛影为其直接征象,突出于胃轮廓外,龛影口部黏膜线、"狭颈征"和"项圈征"为其特征性征象。因憩室系消化道管壁局限性向外呈袋状突出所致,故它具有管壁的某些特征,即具有收缩功能,其大小形态可变,憩室内可见黏膜,并与胃黏膜皱襞相连续,而龛影形态固定,其内无黏膜可见,据此特点可以鉴别。另外,两者的好发部位不同,胃憩室多发于胃贲门近小弯后壁,而胃溃疡较少发生于贲门部。

第二节　胃囊肿

病例 1　男,21 岁。主诉:上腹部不适半月余。查体:未见异常。实验室检查未见异常。横断位平扫 CT 图像示胃底后壁团块状稍低密度影,CT 值约 27 Hu,向胃腔内突出,其内密度均匀,表面光滑(图 8-4A);横断位动脉期、静脉期 CT 图像示病灶未见明确强化,病变区胃黏膜面内移且黏膜完整(图 8-4B、C);冠状位、矢状位静脉期 CT 图像示病灶呈类圆形,最大截面积大小约 61 mm×85 mm,边缘光滑(图 8-4D、E)。内镜示胃底一巨大隆起,表面黏膜正常,胃体黏膜皱襞规整(图 8-4F)。

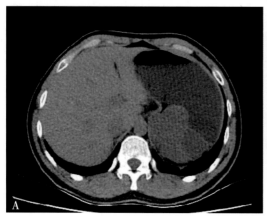
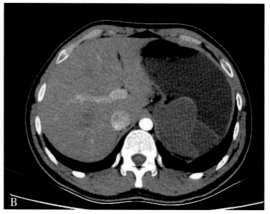

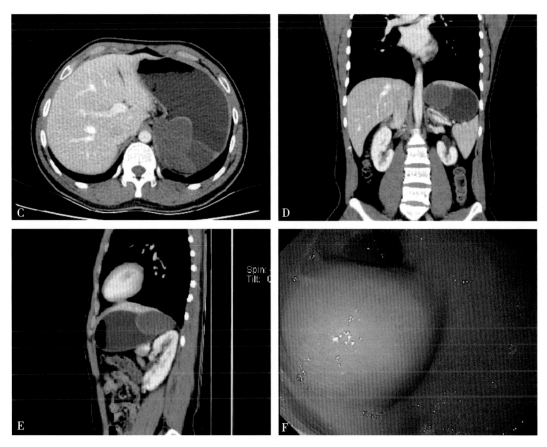

A~C.横断位平扫、动脉期、静脉期 CT 图像;D、E.冠状位、矢状位静脉期 CT 图像;F.内镜图像

图 8-4 胃囊肿 CT 及内镜表现

诊断思路

21 岁男性,以"上腹部不适半月余"为主诉入院。CT 图像示肿块位于胃底后壁,向胃腔内突出,表面光滑,内部密度均匀,CT 值约 27 Hu,无强化,提示囊性可能性大。受此肿块压迫,胃黏膜面内移且连续,增强扫描示邻近胃黏膜面连续,且未见异常强化,提示良性可能性大,首先考虑胃囊肿。内镜示胃底一巨大隆起,表面黏膜正常,胃体黏膜皱襞规整。结合患者的临床表现、内镜及影像特征,诊断为胃囊肿。

病例 2 女,51 岁。主诉:上腹部不适 1 个月。查体:未见异常。实验室检查未见异常。横断位平扫 CT 示肝胃间类圆形病灶,密度均匀,CT 值约 34 Hu,边缘清晰锐利,最大截面积约 33 mm×25 mm,与贲门分界不清(图 8-5A);横断位动脉期、静脉期 CT 图像示病灶未见明确强化(图 8-5B、C);冠状位静脉期 CT 图像示病灶呈类圆形,边缘光滑(图 8-5D)。病理示(近端胃)囊肿,衬覆纤毛柱状上皮,位于固有肌层内(图 8-5E、F)。

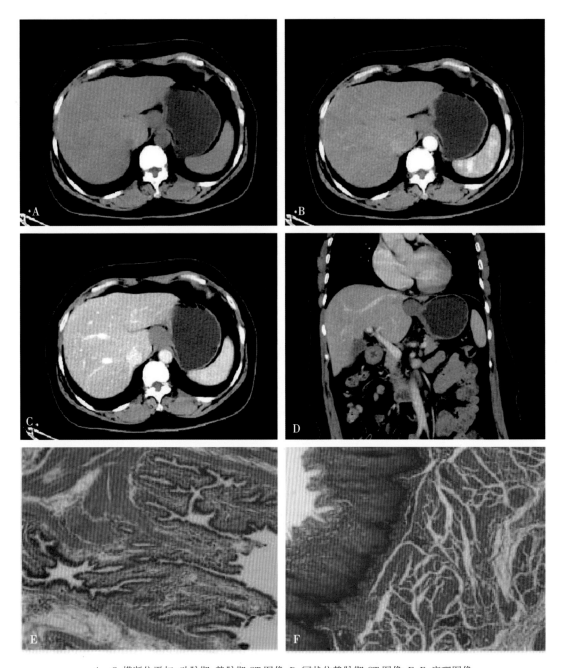

A～C.横断位平扫、动脉期、静脉期 CT 图像；D.冠状位静脉期 CT 图像；E、F.病理图像

图 8-5 胃囊肿 CT 及病理表现

诊断思路

　　51 岁女性，以"上腹部不适 1 个月"为主诉入院。CT 图像示病灶位于肝胃间隙，与贲门分界不清，胃腔外突出生长，提示胃部病变的可能性大；病变表面光滑，内部密度均匀，CT 值约 34 Hu，增强扫描无强化，肿块壁菲薄，不与胃黏膜连续，提示良性囊性病变可能。结合患者的临床表现及 CT 征象首先考虑为胃囊肿，最终病理证实为胃囊肿。

胃囊肿(gastric cyst)是指胃部出现单个或多个囊性肿物,是消化道重复畸形之一,为一种罕见的先天性疾病,占所有胃肠道重复的4%,大多数病例是在新生儿期被诊断出来的。其囊腔与胃不相通,临床上常无特异性的症状和体征,但因囊内的上皮组织分泌液体,致囊腔膨胀,形成一个肿块,或者因囊内压力过高,产生显著的胀痛。

【影像学表现】

1. 超声表现　多表现为边界清楚的厚壁囊性包块,由于内层是黏膜,外层是平滑肌环绕,表现为内高外低的"晕环征"。

2. CT表现　表现为胃周围的单发圆形或者管状囊性包块,囊壁略厚,厚薄均匀,平扫内层为稍低密度(黏膜),外层稍高密度(肌层),一般无分隔。增强扫描囊内壁黏膜强化明显,外壁强化稍弱,厚壁均匀强化,呈"晕环征",囊液无强化。

【鉴别诊断】

1. 腹部囊性肿块　尤其是来自邻近器官(胰腺、肝、胆管和脾)的肿块,病史、临床表现和放射学检查通常有助于确诊。

2. 胃肠道间质瘤　胃囊肿通常出现在成年早期,来自胃壁,可能显示囊性或混合的囊性与固体增强成分,此特点与胃肠道间质瘤有所不同。

第三节　胃黏膜脱垂

病例1　女,57岁。主诉:间断腹痛、腹胀1年余。查体:未见异常。实验室检查未见异常。X线造影示胃充盈呈钩型,胃窦壁张力高,黏膜增粗,幽门管稍宽,可见部分胃窦黏膜随蠕动波进入十二指肠球底部,呈"蕈伞样"充盈,缺损突向十二指肠球腔内,表面光滑,未见黏膜破坏征象,胃窦舒张时充盈缺损影消失,钡剂通过幽门管顺利(图8-6)。

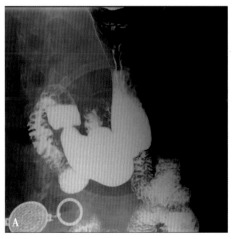
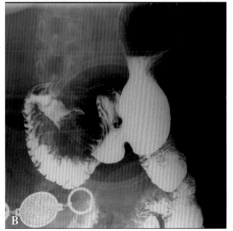

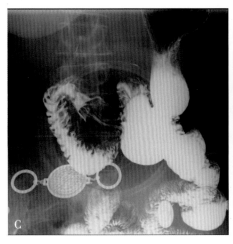
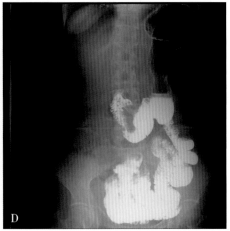

A. 充盈像；B、C. 加压黏膜像；D. 充盈像

图 8-6 胃幽门黏膜脱垂 X 线造影表现（病例 1）

诊断思路

    57 岁女性，以"间断腹痛、腹胀 1 年余"为主诉入院。首先考虑到胃部的多种疾病，故可以行 X 线造影，不仅能观察胃的形态及病变的位置，而且能动态观察其功能。X 线造影未见充盈缺损、龛影等恶性征象，故首先考虑良性病变。胃窦壁张力高，部分胃窦黏膜随蠕动波进入十二指肠球底部，胃窦舒张时充盈缺损影消失，钡剂通过幽门管顺利，此为胃幽门黏膜脱垂症典型的影像学表现。

    病例 2   男，29 岁。主诉：腹胀 2 周余。查体：未见异常。实验室检查未见异常。X 线造影示胃充盈呈钩型，幽门管增宽，胃窦黏膜皱襞增粗，形态尚规整，可见部分胃窦黏膜随蠕动波进入十二指肠球底部，形成表面光滑的"蕈伞样"充盈缺损，胃窦舒张时充盈缺损影缩小（图 8-7）。

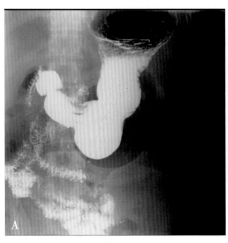
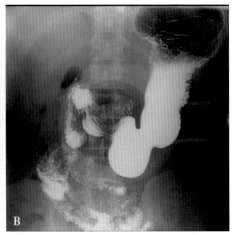

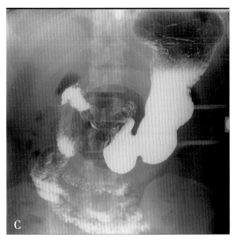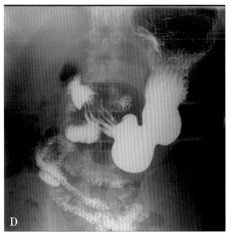

A. 充盈像；B～D.加压黏膜像

图 8-7　胃幽门黏膜脱垂 X 线造影表现(病例 2)

诊断思路

　　29 岁男性,以"腹胀 2 周余"为主诉入院,提示上消化道疾病可能性大,X 线造影示幽门管增宽,胃窦黏膜皱襞增粗,部分胃窦黏膜随蠕动波进入十二指肠球底部,胃窦舒张时充盈缺损影缩小。典型 X 线造影表现,结合患者年龄、临床表现,符合胃幽门黏膜脱垂。

　　病例 3　男,54 岁。主诉:间断腹胀 1 年余。查体:未见异常。实验室检查未见异常。X 线造影示胃充盈呈钩型,可见部分胃窦黏膜随蠕动波进入幽门管及十二指肠球底部,幽门管增宽,充盈像见十二指肠球底部充盈缺损影,边缘光滑,黏膜像见胃黏膜疝入幽门管及十二指肠球部,黏膜完整(图 8-8)。

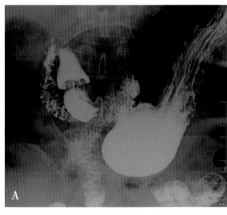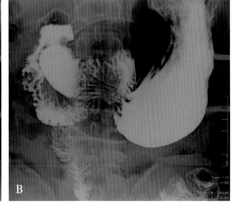

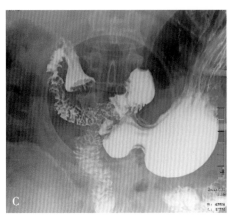
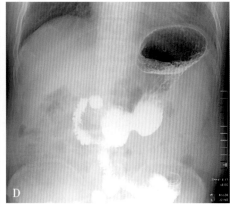

A ~ C. 加压黏膜像；D. 立位像

图 8-8　胃黏膜脱垂 X 线造影表现（病例 3）

诊断思路

54 岁男性，以"间断腹胀 1 年余"为主诉入院，X 线造影示幽门管增宽，部分胃窦黏膜随蠕动波进入十二指肠球底部，这是典型的胃窦黏膜脱垂表现。X 线造影能直观地、动态地显示胃窦黏膜的移动，疝入十二指肠球部以及幽门管扩张等征象，是诊断胃黏膜脱垂必备的检查方法。

病例 4　女，88 岁。主诉：吞咽不畅半年余。查体：未见异常。实验室检查未见异常。X 线造影示胃充盈呈钩型，可见部分胃窦黏膜随蠕动波进入幽门管及十二指肠球底部，幽门管增宽，充盈像见十二指肠球底部充盈缺损影，边缘光滑，黏膜像见胃黏膜疝入幽门管及十二指肠球部，黏膜完整（图 8-9）。

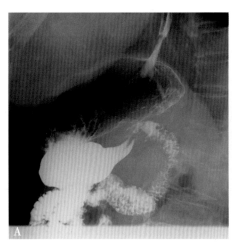
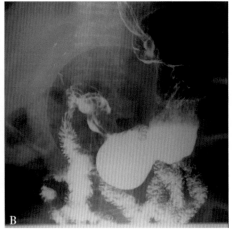

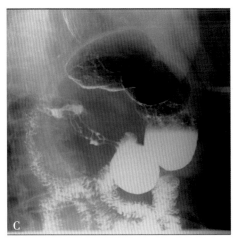
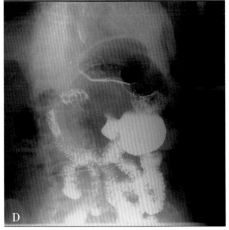

A. 充盈像；B ~ D. 加压黏膜像

图 8-9　胃黏膜脱垂 X 线造影表现（病例 4）

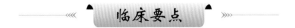

诊断思路

88 岁女性，以"吞咽不畅半年余"为主诉入院。X 线造影示幽门管增宽，部分胃窦黏膜随蠕动波进入十二指肠球底部，这是典型的胃窦黏膜脱垂表现。X 线造影能直观、动态地显示胃窦黏膜的移动，疝入十二指肠球部以及幽门管扩张等征象，是诊断胃黏膜脱垂必备的检查方法。

临床要点

胃黏膜脱垂是异常疏松的胃黏膜逆行突入食管或向前通过幽门管脱入十二指肠球部，临床以后者多见，称为胃幽门黏膜脱垂。病理上，胃窦部黏膜厚而长，比较松弛，排列紊乱，表面可见潜在糜烂或溃疡形成，同时多伴有胃炎或溃疡病变等。本病可无症状，也可有腹胀、腹痛，进食后诱发，也可有上消化道出血的症状，少数可有幽门梗阻、恶心、呕吐等症状。

【影像学表现】

X 线钡餐造影表现为诊断胃黏膜脱垂的重要依据。典型的表现为：十二指肠球基底部、幽门管两侧有充盈缺损，呈蕈伞或伞状，脱入的胃黏膜在球部形成圆形或类圆形的透光区，幽门管增宽，可见正常或肥大的胃黏膜通过幽门管。

【鉴别诊断】

1. 消化性溃疡　腹痛呈周期性、节律性，疼痛与体位无关，X 线钡餐检查可见龛影。

2. 慢性胃炎　胃镜示慢性胃炎多为弥漫性，胃黏膜表面呈红白相间或"花纹状"改变，可见散在的糜烂。

第四节　胃内异物

病例1　女,58岁。主诉:吞入异物后腹痛1 d。CT定位图像示胃区短条状高密度影(图8-10A);冠状位、矢状位及横断位平扫CT图像示胃腔充盈良好,于胃体前壁后方见一短条形高密度影,不与胃壁相连,并见放射状伪影(图8-10B~D)。

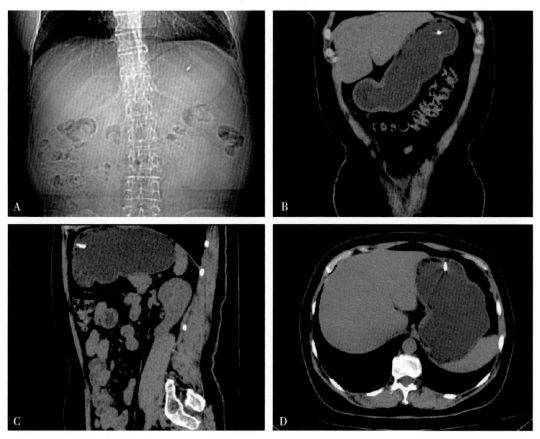

A. CT定位图像;B~D. 冠状位、矢状位、横断位平扫CT图像

图8-10　胃内异物CT表现(病例1)

诊断思路

58岁女性,以"吞入异物后腹痛1 d"为主诉入院。首先考虑消化道异物的可能,CT定位图像可以看到胃区短条状异物影,CT平扫图像示胃体前壁后方短条形高密度影,不与胃壁相连,并见放射状伪影。结合患者的临床表现、吞入异物病史及影像特征,可以确定胃内异物的诊断。

病例2　女,1岁。代主诉:误吞异物1 d。CT定位像示左上腹胃区不规则高密度影(图8-11A);横断位、冠状位及矢状位平扫CT图像示胃腔内不规则致密影,不与胃壁相连,周围可见放射状伪影(图8-11B~D)。

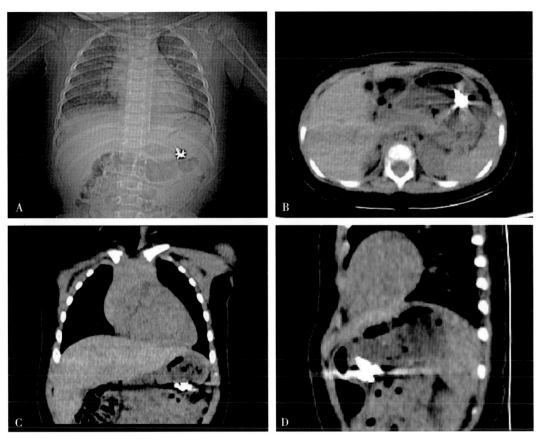

A.CT 定位图像；B ~ D.横断位、冠状位、矢状位平扫 CT 图像

图 8-11　胃内异物 CT 表现（病例 2）

诊断思路

患儿,女,1 岁,以"误吞异物 1 d"为代主诉入院。追问病史后提示没有出现咳嗽、喘鸣等呼吸道症状,所以考虑异物存在于消化道可能性大。CT 定位图像示左上腹胃区不规则高密度影,提示消化道异物,CT 平扫图像示胃区不规则高密度影,不与胃壁相连,周围可见放射状伪影,从而可以确定胃内异物的诊断。

病例 3　男,3 岁。代主诉:误吞烙铁头半天。CT 定位图像示左上腹胃区不规则高密度影,异物长度约 4 mm(图 8-12A 箭头所示)。冠状位及横断位 CT 图像示胃腔内不规则致密影,周围可见放射状伪影(图 8-12B、C)。胃镜示胃内一金属异物,周边黏膜略充血、糜烂(图 8-12D)。

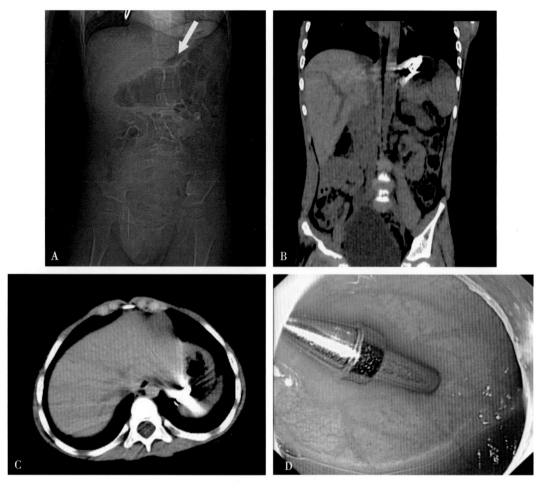

A. CT 定位图像;B、C. 冠状位、横断位平扫 CT 图像;D. 胃镜图像

图 8-12 胃内异物 CT 及胃镜表现

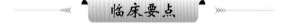

患儿,男,3 岁,以"误吞烙铁头半天"为代主诉入院,首先考虑消化道异物的可能,CT 定位图像可以看到胃区不规则异物影,CT 平扫图像示胃内高密度影,并见放射状伪影,胃镜可见金属异物影。结合患者吞入异物病史及影像学特征,从而可以确定胃内异物的诊断。

◀◀◀ **临床要点** ▶▶▶

消化道异物较为常见,大部分患者由于进食速度过快,意识欠清,服用过量药物、酒精或者安装义齿使味觉变得迟钝而导致异物摄入,亦有少数特殊人群因为特殊原因主动吞食或向体内塞入异物。异物可以滞留在消化道任何部位,但以消化道狭窄处多见。普通人群 80% ~90% 摄入的异物可自行排出,10% ~20% 需内镜取出,仅约 1% 需手术取出。

【影像学表现】

1. X 线表现　根据异物的质地及形状不同,能检出部分不透 X 线的消化道异物。

2. CT 表现　检出率明显优于传统 X 线平片。CT 及 3D 重建技术,应作为诊断胃内异物的首选方法。异物因质地不同致放射线穿透率不同,表现为低密度、略高密度和高密度。

【鉴别诊断】

体积较小的异物,可能因为容积效应,密度与肠腔内肠气、食物残渣密度相似,在 CT 横断位图像上异物易与肠内气体或食物残渣相混淆。因此,影像表现怀疑可能有胃内异物时,应在薄层图像观察,并进行 VR、MIP 及 MPR 重建,同时调整窗宽及窗位,有利于判断与肠内容物密度差别不大的异物及观察少量腹腔游离气体。

第五节　急性腐蚀性胃炎

病例 1　男,34 岁。主诉:口服洁厕净 2 d,胸痛 1 d。横断位平扫 CT 图像示胃充盈差,胃壁弥漫性增厚,呈分层改变,胃周间隙清晰,未见肿大淋巴结影(图 8-13A、B)。胃镜示胃黏膜充血、水肿,幽门变形、狭窄,内镜无法通过(图 8-13C、D)。

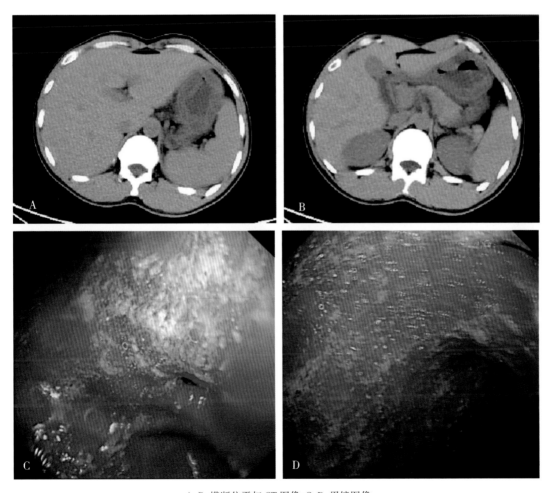

A、B. 横断位平扫 CT 图像;C、D. 胃镜图像

图 8-13　急性腐蚀性胃炎 CT 及内镜表现

诊断思路

34 岁男性,以"口服洁厕净 2 d,胸痛 1 d"为主诉入院。有明确的服用腐蚀性物品病史,故首先考虑消化道腐蚀的可能;CT 平扫图像示胃壁弥漫性增厚、水肿,呈分层改变,提示弥漫广泛性炎性改变可能。结合患者口服刺激性物质的病史及影像特征,诊断为急性腐蚀性胃炎。

病例 2　男,26 岁。主诉:15 h 前口服"敌草快"约 50 mL。横断位、冠状位及矢状位平扫 CT 图像示胃内置管,胃充盈差,胃壁弥漫广泛性增厚、水肿,呈分层改变,胃周间隙清晰,周围未见肿大淋巴结(图 8-14)。

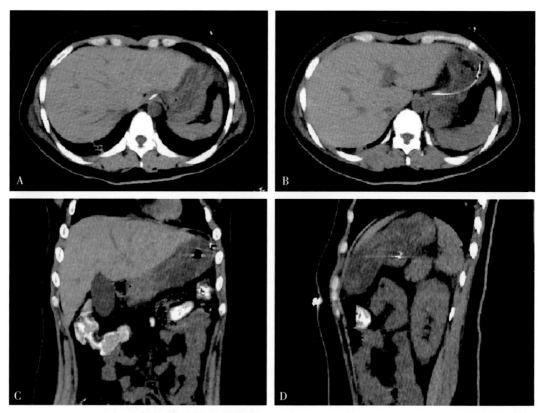

A、B. 横断位平扫 CT 图像;C、D. 冠状位、矢状位平扫 CT 图像

图 8-14　急性腐蚀性胃炎 CT 表现

诊断思路

26 岁男性,以"15 h 前口服'敌草快'约 50 mL"为主诉入院。有明确的服用腐蚀性药物的病史,首先考虑胃灼伤;CT 平扫图像示胃壁弥漫广泛性增厚、水肿,提示炎性改变可能性大。结合患者口服刺激性物质的病史及影像特征,诊断为急性腐蚀性胃炎。

临床要点

急性腐蚀性胃炎(acute corrosive gastritis)是由于自服或误服强酸(如硫酸、盐酸、硝酸、醋酸)或强碱(如氢氧化钠、氢氧化钾)等腐蚀剂后引起胃黏膜发生变性、糜烂、溃疡或坏死性病变。早期临床表现为胸骨后及上腹部的剧痛,重者导致出血或穿孔,晚期可导致食管狭窄。

【影像学表现】

1. CT 表现　平扫可见胃壁黏膜水肿、增厚,CT 增强图像显示胃壁不规则增厚,增强不规则强化。若合并胃穿孔,可见腹腔气体密度影,腹腔积液、腹膜增厚等征象。

2. 胃镜表现　镜下常常表现为类似于某些恶性肿瘤、胃底静脉曲张、胃黏膜巨大肥厚征等。但结合误服化学剂、既往病史及胃镜等辅助检查,能明确诊断。

【鉴别诊断】

1. 胃癌　腐蚀性胃炎一般只侵犯胃黏膜层,很少侵犯胃黏膜下层及肌层,且质地相对柔软,病变的僵硬度及固定程度均不如胃癌病变明显。

2. 胃淋巴瘤　以胃壁黏膜下层肥厚为主,为黏膜下肿瘤,胃黏膜层回声较完整,胃壁呈弱回声或近似无回声弥漫性不均匀性增厚,胃壁的分层结构消失,肿块质地柔软。腐蚀性胃炎胃壁明显增厚,但胃腔狭窄程度不重。

第六节　急性胃扩张

病例 1　女,20 岁。主诉:持续腹痛 5 h。体征:上腹膨胀,轻压痛,叩诊过度回响,有振水声。横断位平扫 CT 图像示胃腔明显扩大,其内较多内容物潴留,胃壁未见增厚或肿块等异常征象(图 8-15A、B);冠状位、矢状位平扫 CT 图像示胃腔明显扩张,体积增大,下达盆腔,两侧达侧腹壁,并压迫腹腔脏器、左侧膈肌,使左膈面抬高。胃周间隙清晰,未见渗出性改变及肿大淋巴结影(图 8-15C、D)。

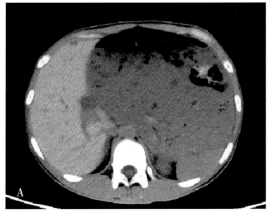
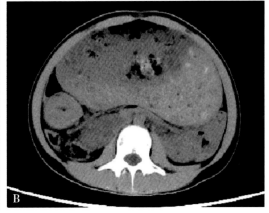

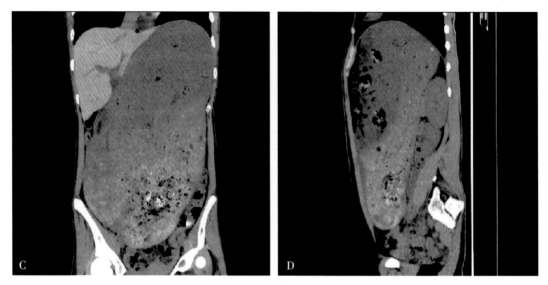

A、B.横断位平扫 CT 图像;C、D.冠状位、矢状位平扫 CT 图像

图 8-15　急性胃扩张 CT 表现(病例 1)

诊断思路

　　20 岁女性,以"持续腹痛 5 h"为主诉入院。CT 平扫图像示胃腔明显扩张,体积增大,下达盆腔,两侧达侧腹壁,并压迫腹腔脏器、左侧膈肌,使左膈面抬高。结合患者的临床表现、年龄及 CT 特征,首先考虑胃运动功能失调引起的胃扩张。此类患者行消化道造影检查应注意,胃内大量食物潴留,胃黏膜显影不良,胃蠕动、收缩、排空能力差,应考虑对比剂潴留的问题。如必须检查,可选择碘对比剂,避免使用钡剂。

　　病例 2　女,18 岁。主诉:间断性恶心、呕吐 1 年余,再发加重 1 d。体格检查:上腹膨胀,轻压痛,叩诊过度回响,有振水声。横断位平扫 CT 图像示胃腔明显扩张,其内较多内容物潴留(图 8-16A、B);冠状位及矢状位平扫 CT 图像示胃腔明显扩张,下达盆腔,胃内潴留,密度混杂,胃壁未见明确增厚、水肿或肿块等征象,胃周间隙清晰(图 8-16C、D)。

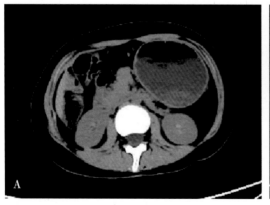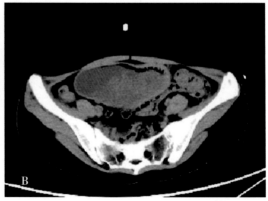

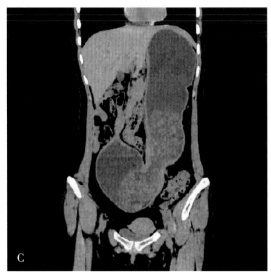
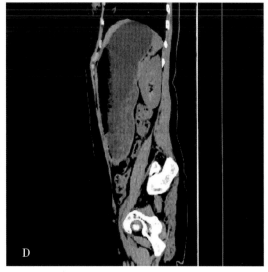

A、B.横断位平扫CT图像;C、D.冠状位、矢状位平扫CT图像

图8-16 急性胃扩张CT表现(病例2)

诊断思路

18岁女性,以"间断性恶心、呕吐1年余,再发加重1 d"为主诉入院。CT示胃腔明显扩张,胃内潴留,密度混杂,胃壁未见明确增厚、水肿或肿块等征象。结合患者的临床表现、体征及影像特征,诊断为急性胃扩张。

病例3 男,16岁。主诉:急性淋巴细胞白血病4个月,反复呕吐1 d。体格检查:上腹膨胀,轻压痛,叩诊过度回响,有振水声。CT定位图像示胃内大量积液影(图8-17A);冠状位及横断位平扫CT图像示胃腔明显扩大,其内较多内容物潴留,胃壁未见增厚,两侧达侧腹壁,并压迫腹腔脏器、左侧膈肌,使左膈面抬高。胃周间隙清晰,未见渗出性改变及肿大淋巴结影(图8-17B~F)。

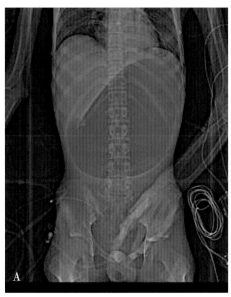
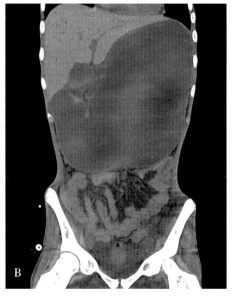

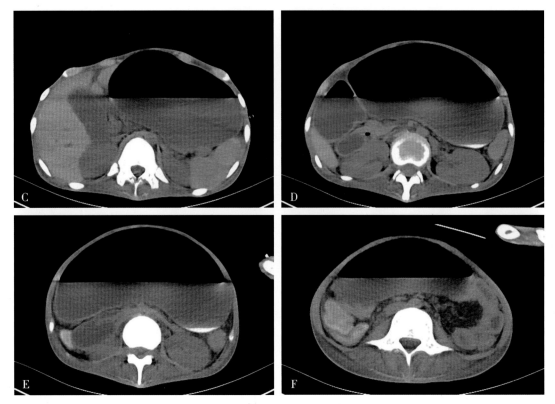

A. CT 定位图像；B. 冠状位平扫 CT 图像；C ~ F. 横断位平扫 CT 图像

图 8-17　急性胃扩张 CT 表现（病例 3）

诊断思路

16 岁男性，以"急性淋巴细胞白血病 4 个月，反复呕吐 1 d"为主诉入院。CT 示胃腔明显扩张，体积增大，两侧达侧腹壁，并压迫腹腔脏器、左侧膈肌，使左膈面抬高。结合患者的临床表现及 CT 特征，首先考虑胃运动功能失调引起的胃扩张。

临床要点

急性胃扩张（acute gastric dilatation）是指短期内由于大量气体和液体积聚，造成胃和十二指肠上段的高度扩张所致的一种综合征。急性胃扩张的病因可能是胃运动功能失调、机械性梗阻，胃壁由于过度伸张及变薄，或者由于炎性水肿而增厚，发生血运障碍，严重者胃壁坏死及穿孔，导致严重腹膜炎、休克。在外科手术、麻醉后或某些慢性消耗性疾病患者中因胃受到强烈刺激，发生反射性麻痹，张力消失造成胃极度膨胀。

【影像学表现】

1. X 线表现　腹部平片前后位显示左上腹部胃泡水平面增宽或左上腹部呈弥漫性阴影，侧位显示十二指肠充气扩大。

2. CT 表现　可见胃明显扩张,胃壁变薄,其内较多内容物潴留。

【鉴别诊断】

1. 幽门梗阻　急性胃扩张与幽门梗阻所形成的胃扩张两者症状有类似之处,但病因不同。前者急性发作,胃及十二指肠皆可扩张,但胃及十二指肠通常无病灶;后者系慢性病变,扩张至幽门为止,常有溃疡病史,由于十二指肠溃疡瘢痕狭窄、幽门部有肿瘤堵塞或压迫而引起。

2. 机械性肠梗阻　CT 检查可见肠腔内多个液平面,可有腹胀及呕吐,但有典型的肠绞痛,并可见肠型,肠鸣音多亢进。

第七节　胃扭转

病例 1　男,32 岁。主诉:间断腹胀 2 年余。横断位及冠状位增强 CT 图像示胃充盈良好,黏膜规整,位置及走行异常,胃体大弯翻转至上方,随之,胃窦及十二指肠移向中腹部(图 8-18)。

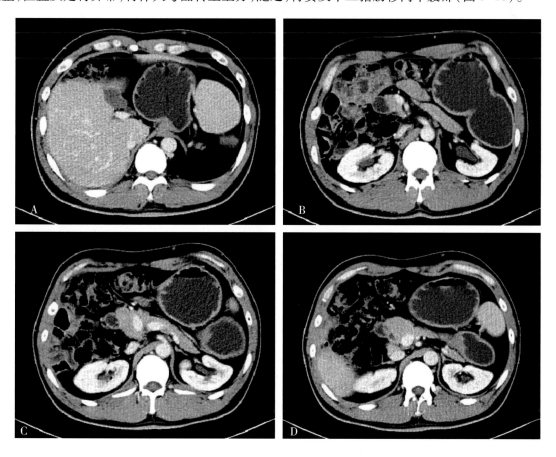

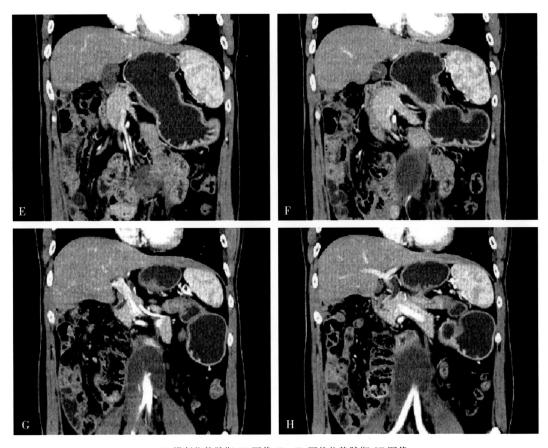

A ~ D.横断位静脉期 CT 图像;E ~ H.冠状位静脉期 CT 图像

图8-18　胃扭转 CT 表现

诊断思路

　　32 岁男性,以"间断腹胀 2 年余"为主诉入院,首先考虑上消化道疾病的可能。CT 多方位重建增强图像显示胃走行异常,胃大弯翻转至上方;胃窦及十二指肠移向中腹部。结合患者的临床表现及典型影像特征,诊断为胃扭转。

　　病例2　男,4 岁。代主诉:腹痛 2 d,呕吐 1 d。X 线造影示胃充盈后贲门及胃底位于下方,胃体位于上方,胃底位置低于贲门水平,胃体大弯侧翻向左上方,随之,胃窦及十二指肠移向上方,位于上中腹部,十二指肠圈形态尚存(图 8-19A、B)。冠状位静脉期 CT 图像示贲门及胃底位于下方,胃体位于上方,胃大弯侧翻向左上方,随之,胃窦及十二指肠移向上方,位于上中腹部(图 8-19C ~ F)。

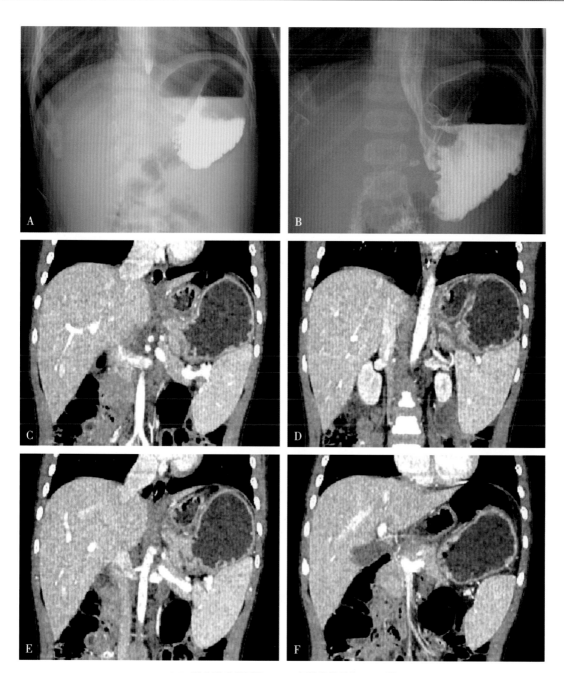

A、B. 消化道造影图像；C~F. 冠状位静脉期 CT 图像

图 8-19　胃扭转 X 线造影及 CT 表现

诊断思路

　　患儿，男，4 岁，以"腹痛 2 d，呕吐 1 d"为代主诉入院。CT 及 X 线造影示胃体位于上方，胃底位置低于贲门水平，胃大弯侧翻向左上方，随之，胃窦及十二指肠移向上方。结合患者的临床表现及典型影像特征，诊断为胃扭转。

病例3　男,41岁。主诉:间断腹部不适2月余。查体:未见异常。X线造影示胃充盈良好,黏膜光整。贲门及胃底位于下方,胃体位于上方,胃大弯侧向上、胃小弯向下翻转,胃窦向后下方与十二指肠球部相连,蠕动尚可(图8-20)。

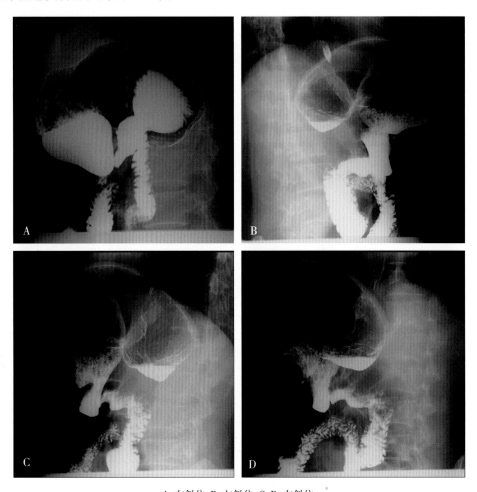

A.右斜位;B.左斜位;C、D.右斜位

图8-20　胃扭转X线造影表现(病例3)

诊断思路

　　41岁男性,以"间断腹部不适2月余"为主诉入院,X线造影示贲门及胃底位于下方,胃体位于上方,胃大弯侧向上、胃小弯向下翻转。结合患者的临床表现及典型影像特征,诊断为胃扭转(器官轴型)。X线造影是检查、诊断胃扭转最直观的方法,能很好地显示胃的走行及翻转情况,并能显示胃的蠕动有无异常。

　　病例4　女,52岁。主诉:吞咽困难9月余。查体:未见异常。X线造影示胃充盈良好,黏膜光整,贲门及胃底位于下方,胃体位于上方,胃大弯侧向上、小弯向下翻转,胃窦向后下方与十二指肠球部相连,蠕动尚可(图8-21)。

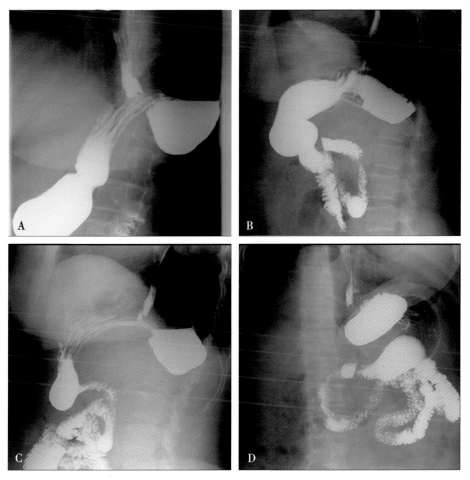

A ~ C. 右斜位;D. 仰卧位

图 8-21 胃扭转 X 线造影表现(病例 4)

诊断思路

52 岁女性,以"吞咽困难 9 月余"为主诉入院,X 线造影示贲门及胃底位于下方,胃体位于上方,胃大弯侧向上、小弯向下翻转。结合患者的临床表现及典型影像特征,诊断为胃扭转(器官轴型)。

病例 5 女,62 岁。主诉:胃部不适 3 年余。查体:未见异常。X 线造影示胃形态欠佳,胃贲门部向左下移位,幽门部向右上移位,大弯向右上翻转。胃黏膜规则,未见充盈缺损及龛影。幽门开闭自如,对比剂通过顺利(图 8-22)。

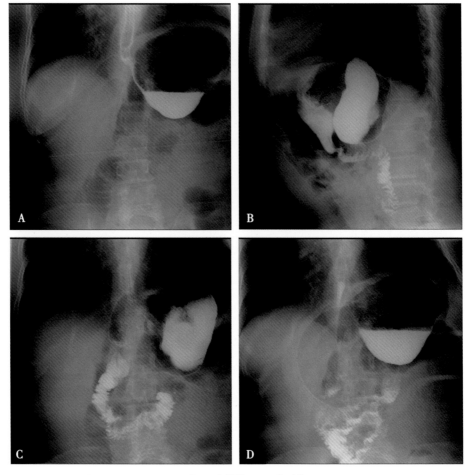

A. 立位;B. 右斜位;C、D. 仰卧位

图 8-22　胃扭转 X 线造影表现(病例 5)

诊断思路

　　62 岁女性,以"胃部不适 3 年余"为主诉入院,X 线造影示胃贲门部向左下移位,幽门部向右上移位,胃大弯向右上翻转。结合患者的临床表现及典型影像特征,诊断为胃扭转(网膜轴型)。X 线造影是检查、诊断胃扭转最直观的方法,能很好地显示胃的走行及翻转情况,并能显示胃的蠕动有无异常。

临床要点

　　凡胃的部分或全部大小弯位置发生变换,即胃大弯在上面(头侧)、胃小弯在下面(足侧)均为胃扭转(gastric volvulus)。根据扭转方式不同,可分为三型。①器官轴型或纵轴型扭转,即以贲门与幽门连线为轴心,向上翻转,致胃小弯向下、胃大弯向上;②网膜轴型或横轴型扭转,即以长轴相垂直的方向,向左或向右翻转;③混合型扭转,兼上述两型不同程度的扭转。三种类型中以器官轴型扭转常见,网膜轴型次之,混合型少见。

【影像学表现】

立位胸腹平片常可见两个气液平面。造影检查时根据其类型不同表现各异。

1.器官轴型扭转　贲门部下降,食管腹段延长,胃远端位置升高,甚至两者在同一水平。胃大弯向右上翻转呈突起的弧形,并向右下方延伸与十二指肠球部及降段相连。胃小弯向下,因而凹面向下,黏膜像可见黏膜皱襞呈"螺旋状"。

2.网膜轴型扭转　若扭转角度较大,胃可绕成环形,胃底移向右下,胃窦移至左上,胃窦和十二指肠近端与胃体部交叉,甚至越过胃体居于左侧。若顺时针扭转,胃窦位于胃体之后;若逆时针扭转,则胃窦位于胃体之前。

【鉴别诊断】

1.瀑布胃　瀑布胃的特点为只有一个液平面,胃窦低于胃底,贲门不下移,且无胃大弯与胃小弯的换位。

2.水平横胃　胃呈水平横行,十二指肠球部常水平弯向胃底后方,球顶指向脊柱,这与胃扭转的球顶向下显著不同,也是两者的鉴别要点之一。

第八节　胃静脉曲张

病例1　男,57 岁。主诉:乙肝 10 年余,行为异常 3 d。横断位及冠状位静脉期 CT 图像示胃底多发迂曲血管影;肝裂增宽,表面欠光整,门静脉增宽(图 8-23A、B)。胃镜示胃底曲张静脉(图 8-23C、D)。X 线造影示食管下段、胃底黏膜粗大、紊乱,呈"串珠状"改变,黏膜完整,无破坏(图 8-23E、F)。

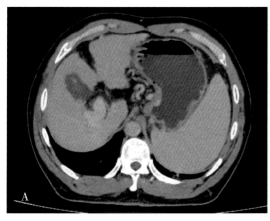
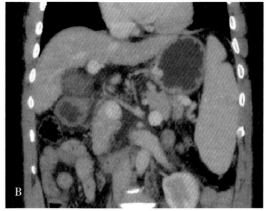

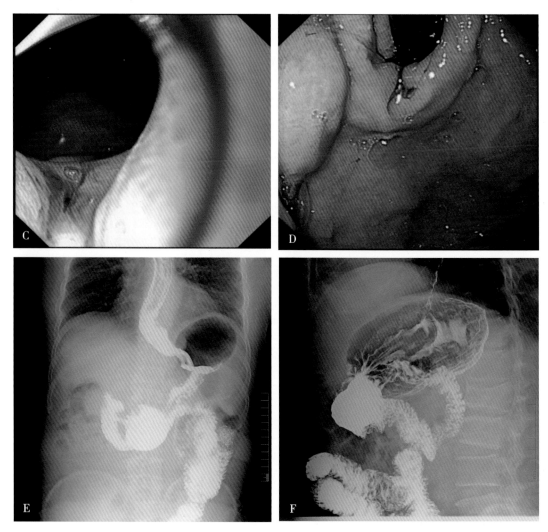

A、B.横断位、冠状位静脉期 CT 图像;C、D.胃镜图像;E、F.消化道造影图像

图8-23　胃底静脉曲张 CT、胃镜及 X 线造影表现

诊断思路

　　57 岁男性,以"乙肝 10 年余,行为异常 3 d"为主诉入院。CT 示胃底多发迂曲血管影,肝裂增宽,表面欠光整等肝硬化、门静脉高压的影像表现。X 线造影示食管下段、胃底黏膜粗大、紊乱,呈"串珠状"改变,黏膜完整,无破坏。首先考虑肝硬化、门静脉高压引起的食管胃底静脉曲张。胃镜示胃底曲张静脉,诊断与 CT 及 X 线造影相符。最终诊断为胃底静脉曲张。

　　病例 2　女,56 岁。主诉:肝硬化 8 年余,进食哽噎 1 月余。横断位平扫 CT 图像示肝脏体积缩小,各叶比例失调,胃体贲门处见结节影,边缘清晰(图 8-24A);横断位动脉期及静脉期 CT 图像示胃体静脉增粗、迂曲,门静脉主干增宽,见充盈缺损影(图 8-24B、C);冠状位静脉期 CT 图像示胃体部血管明显增粗、迂曲,门静脉主干见充盈缺损影(图 8-24D)。胃镜示食管静脉重度曲张、胃底静脉轻度曲张(图 8-24E、F)。X 线造影示食管中下段、胃底黏膜粗大、紊乱,呈"串珠状"改变,黏膜完整,无破坏(图 8-24G、H)。

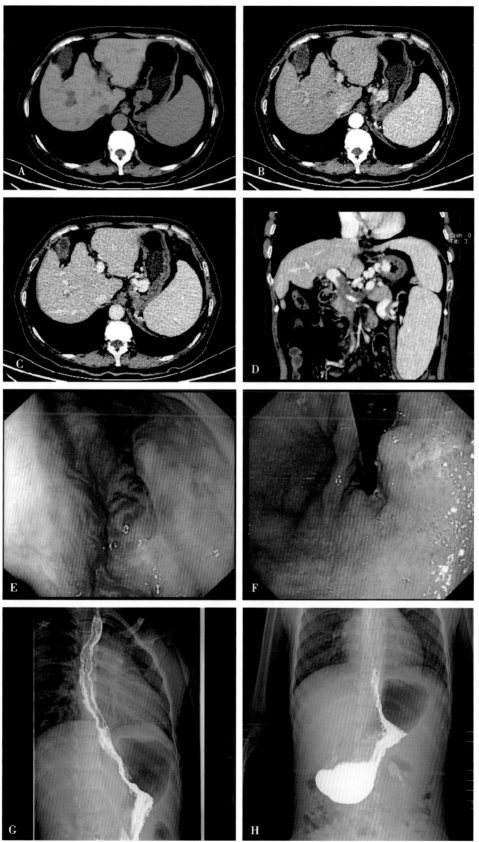

A～C.横断位平扫、动脉期、静脉期 CT 图像;D.冠状位静脉期 CT 图像;E、F.胃镜图像;G、H.消化道造影图像

图 8-24　食管胃底静脉曲张 CT、胃镜及 X 线造影表现

诊断思路

56 岁女性,以"肝硬化 8 年余,进食哽噎 1 月余"为主诉入院。CT 图像示肝脏体积缩小,各叶比例失调,门脉增宽,食管、胃底静脉增粗、迂曲,首先考虑肝硬化、门静脉高压引起的食管胃底静脉曲张。X 线造影示食管中下段、胃底黏膜粗大、紊乱,呈"串珠状"改变,与 CT 诊断一致。胃镜示食管静脉重度曲张、胃底静脉轻度曲张。最终诊断为食管胃底静脉曲张。

病例 3　男,66 岁。主诉:腹胀伴呕吐半月余。查体:腹部凹凸不平,腹壁静脉曲张,腹部叩诊出现移动性浊音,患者有肝硬化病史。X 线造影示食管下段、胃底黏膜粗大、紊乱,可见"索条状""蚯蚓状"充盈缺损影,未见黏膜破坏、中断(图 8-25A、B)。横断位、冠状位及矢状位静脉期 CT 图像示食管胃底部血管增粗、迂曲,肝脏体积缩小,各叶比例失调(图 8-25C ~ J)。

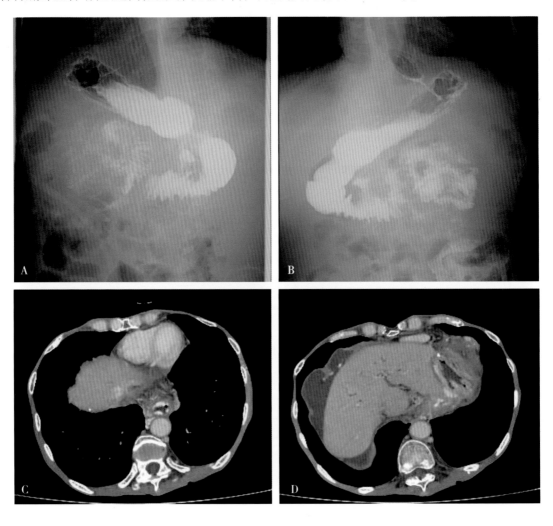

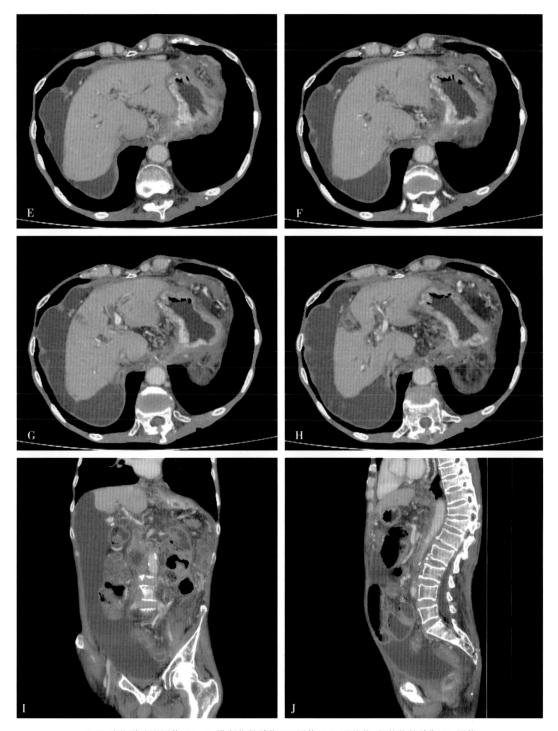

A、B.消化道造影图像;C～H.横断位静脉期 CT 图像;I、J.冠状位、矢状位静脉期 CT 图像

图 8-25　胃底静脉曲张 X 线造影及 CT 表现

【诊断思路】

66 岁男性,以"腹胀伴呕吐半月余"为主诉入院,有肝硬化病史,体格检查示大量腹水。X 线造影示食管下段、胃底黏膜粗大、紊乱,可见"索条状""蚯蚓状"充盈缺损影,未见黏膜破坏、中断。参

考病史可考虑胃底静脉曲张可能,CT示食管及胃底部血管增粗、迂曲,符合胃底静脉曲张征象,与X线造影诊断一致。最终诊断为胃底静脉曲张。

病例4 男,47岁。主诉:乙肝肝硬化3年余。查体:未见明显异常。横断位、冠状位及矢状位静脉期CT图像示食管、胃底部血管增粗、迂曲,肝脏体积缩小,各叶比例失调(图8-26)。

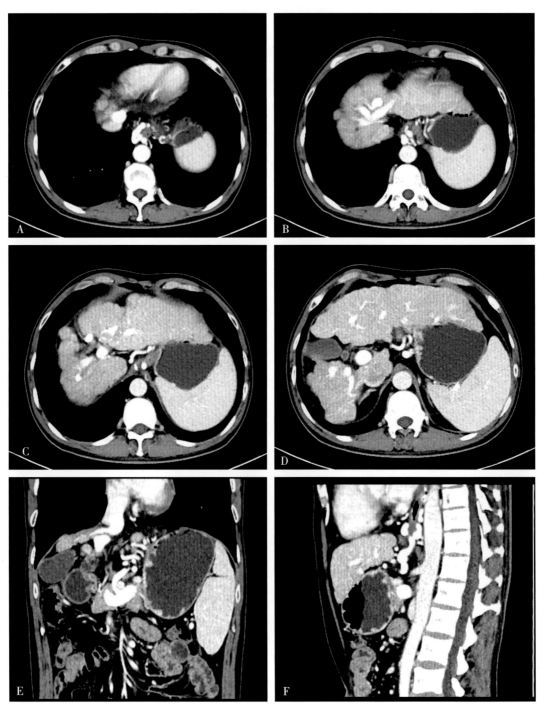

A~D.横断位静脉期CT图像;E、F.冠状位、矢状位静脉期CT图像

图8-26 胃底静脉曲张CT表现

诊断思路

47 岁男性,以"乙肝肝硬化 3 年余"为主诉入院。CT 示胃底多发迂曲血管影,肝裂增宽,表面不光整等肝硬化、门静脉高压的影像表现。结合患者乙肝肝硬化病史,首先考虑肝硬化、门静脉高压引起的食管胃底静脉曲张。

◀◀◀ **临床要点** ▶▶▶

胃底静脉曲张是导致上消化道出血的常见原因之一。导致胃底静脉曲张的原因主要是肝硬化患者的门静脉压力增高,从而引起胃底静脉曲张;同时,还有可能导致食管静脉曲张。患者常表现为呕血,为鲜红色血液或者暗红色血液。此外,还常伴有黑便,严重情况下可出现头晕甚至晕厥、心悸、皮肤湿冷以及血压下降等。

【影像学表现】

1. CT 表现　胃底静脉曲张,肝胃韧带区可以出现"卵圆形"或"葡萄状"软组织影,增强扫描可以显示明显强化的迂曲血管团,呈持续强化,延迟性强化。

2. 超声内镜　主要表现为胃壁黏膜层或黏膜下层大量细小、迂曲的无回声血流信号,可致胃黏膜隆起。超声内镜联合高频导管超声探头可清晰显示食管旁静脉、穿通静脉与胃周围侧支静脉之间的关系,并评估食管及胃周围血管结构。

【鉴别诊断】

胃间质瘤:间质瘤一般为壁内肿瘤,向腔内外生长,低度危险性的胃间质瘤多表现为突向腔内的软组织肿块,多呈类圆形,直径多小于 5 cm,平扫密度比较均匀,钙化少见,增强后多呈均匀强化。

参考文献

[1] 肖培光,谢正元.内镜超声评估门静脉高压性出血风险及静脉曲张复发进展 [J]. 中国医学影像技术,2022,38(2):300-303.

[2] 王波,姜传武,赵斌,等.胃憩室的 MSCT 诊断及误诊分析 [J]. 医学影像学杂志,2014,24(9):1521-1524.

[3] 王小鹏,朱才松.MSCT 三维重建诊断消化道异物的价值 [J]. 医学影像学杂志,2018,28(12):2059-2063.

[4] 陈晓辉,李秀军.急性腐蚀性胃炎 18 例诊治体会 [J]. 内蒙古中医药,2011,30(20):14,20.

[5] 牛会忠,张鹏举,刘锋,等.小儿急性胃扩张治疗效果分析 [J]. 临床小儿外科杂志,2019,18(10):888-892.

[6] 曹志娟.急性胃扩张 10 例临床分析 [J]. 中国保健营养,2018,28(24):100.

罕少见病例篇

第九章　异位胰腺

病例 1　男,23 岁。主诉:无明显诱因大便习惯改变,腹痛、腹泻 9 月余。查体:未见异常。实验室检查:未见异常。横断位平扫 CT 图像示胃大弯侧软组织占位,向腔内突出,密度均匀,边界清晰(图 9-1A);横断位动脉期及静脉期 CT 图像示病灶均匀明显强化(图 9-1B、C);矢状位、冠状位静脉期 CT 图像示占位长径与胃壁平行,可见完整强化的胃黏膜(图 9-1D、E)。胃镜示胃体一黏膜下隆起,表面光滑,似可见胰管开口(图 9-1F)。超声内镜示胃体处稍低回声改变,内部回声欠均匀,起源于黏膜下层(图 9-1G)。病理图像示胰腺异位(图 9-1H)。

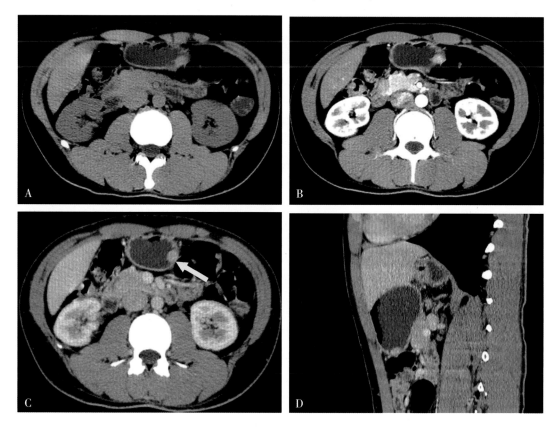

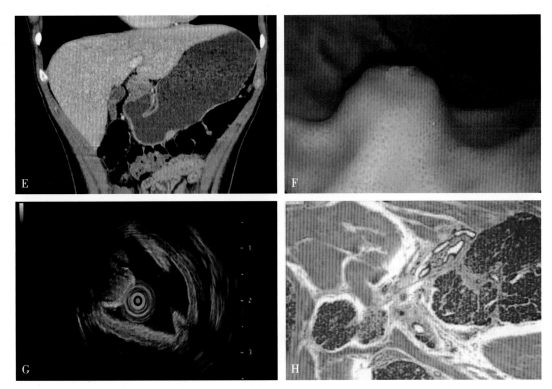

A～C.横断位平扫、动脉期、静脉期 CT 图像;D、E.矢状位、冠状位静脉期 CT 图像;F.胃镜图像;G.超声内镜图像;H.病理图像

图 9-1　异位胰腺 CT、胃镜、超声内镜及病理表现

诊断思路

23 岁男性,以"无明显诱因大便习惯改变,腹痛、腹泻 9 月余"为主诉入院,查体未见异常征象,临床症状无特异性。CT 图像可见胃大弯侧软组织密度结节影,其与胃壁呈广基底相连,体积较小,增强后均匀明显强化,强化程度及方式同正常胰腺,考虑异位胰腺。胃镜检查示病变起源于黏膜下层,似可见胰管开口。胃中下部的位置、CT 中明显强化的方式、长径/短径大于 1.4 的比例、胃镜下的"中央导管征",均提示异位胰腺。

病例 2　男,28 岁。主诉:腹胀半年。查体:未见异常。实验室检查:未见异常。横断位平扫 CT 图像示胃小弯侧占位,腔内生长,密度均匀(图 9-2A);横断位动脉期、冠状位静脉期 CT 图像示病灶均匀明显强化,可见完整强化的胃黏膜(图 9-2B、C)。胃镜示胃体一球形隆起,表面光滑(图 9-2D)。超声内镜示胃体处稍高回声改变,内部回声欠均匀,起源于固有肌层(图 9-2E)。病理结果示异位胰腺(图 9-2F)。

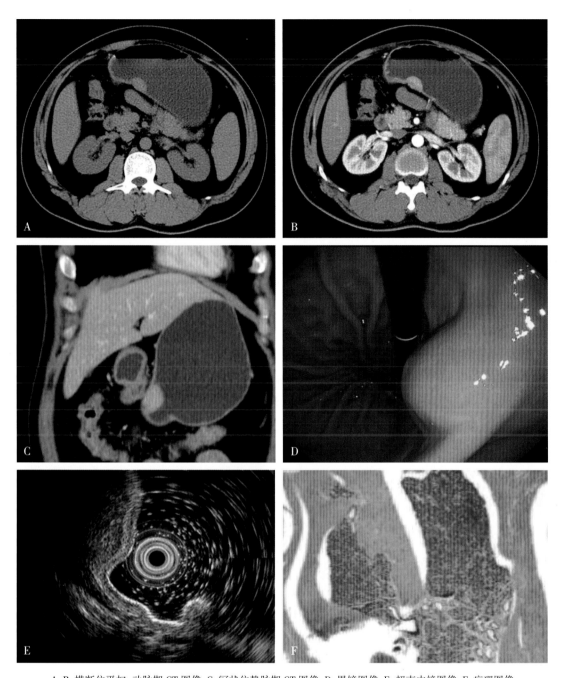

A、B.横断位平扫、动脉期 CT 图像；C.冠状位静脉期 CT 图像；D.胃镜图像；E.超声内镜图像；F.病理图像

图 9-2　异位胰腺 CT、胃镜、超声内镜、病理表现

诊断思路

　　28 岁男性,以"腹胀半年"为主诉入院。查体未见异常征象,临床症状无特异性。CT 图像可见胃体椭圆形软组织密度结节影,增强扫描后明显强化,结合椭圆形形态及强化方式,考虑异位胰腺。胃镜示胃体黏膜下隆起,表面黏膜光滑,起源于固有肌层。与胃壁呈宽基底相连,长径/短径大于1.4,有助于异位胰腺与其他黏膜下病变的鉴别。

◆◆◆ 临床要点 ◆◆◆

异位胰腺(heterotopic pancreas)是一种罕见的先天性发育异常,常好发于十二指肠或近段空肠,其次是胃,也有少数发生于胆囊、胆管、回肠、结肠、肠系膜、麦克尔憩室及纵隔等。异位胰腺可以在任何年龄段发病,40～60岁为高发阶段。临床上大多无症状,少伴梗阻、腹痛或胃肠道出血等症状。异位胰腺可以含有与正常胰腺相同的组织结构,所以有些患者还可出现胰腺炎、假性囊肿或胰腺肿瘤性病变等。

【影像学表现】

1.CT 表现　胃部的异位胰腺多见于胃窦、胃大弯,直径通常小于 3 cm。大多呈卵圆形,和胃壁呈宽基底相连。异位胰腺内可以含有和正常胰腺组织相同的成分,如胰腺胰岛、导管及腺泡,当异位胰腺病理分型不同时,在 CT 上的强化程度表现也不尽相同。异位胰腺也具有内分泌及外分泌功能,分泌消化酶可腐蚀邻近胃黏膜,导致黏膜炎症,甚至出血表现,CT 平扫表现为病变黏膜边界不清楚,增强扫描强化明显。

2.内镜表现　内镜下很多异位胰腺呈隆起型病变,大体外观呈现淡黄色或浅红色,直径从几毫米到几厘米不等,胃内的异位胰腺可以有 1～2 个或者多个通向胃的管口,开口多在病变的顶端,管口处可见脐状凹陷,其中一部分在隆起病变区或周围黏膜区可以有炎性表现。超声内镜能够确定胃壁各层病变的来源以及性质。异位胰腺超声可表现为低回声、中回声或混合回声,肿物可以发生于胃壁的任何一层或多层,大部分都发生于黏膜下层,呈低回声团块,有时尚可以发现胰管结构。

目前异位胰腺的影像学诊断以 CT 检查为主。

【鉴别诊断】

1.胃间质瘤　胃间质瘤多好发于胃体和胃底。与异位胰腺多向腔内生长不同,间质瘤可以向腔外及腔内外生长,多呈类圆形或圆形,增强扫描轻到中度渐进性强化,而异位胰腺多表现为卵圆形,强化程度类似胰腺,动脉期强化最明显,病变局部黏膜异常强化时,更能提示异位胰腺。

2.平滑肌瘤　多可沿胃肠壁向腔内生长,可呈梭状,形态与异位胰腺相似,密度均匀且强化均匀,但平滑肌瘤好发于胃贲门部,容易累及食管和胃的连接部。由于瘤体细胞很稀疏且血供很少,增强扫描呈轻度延迟强化,和异位胰腺动脉期显著强化有很大区别。

参考文献

[1]梁冬云,周建军,曾蒙苏,等.胃及十二指肠异位胰腺的 CT 诊断及鉴别诊断[J].临床放射学杂志,2021,40(2):306-310.

[2]陈伟.胃部异位胰腺的多层螺旋 CT 表现[J].中国医学影像学杂志,2015,23(5):361-363,368.

第十章　胃神经内分泌肿瘤

病例 1　男,23 岁。主诉:空腹腹痛,进食后缓解 3 月余。查体:未见异常。实验室检查:未见异常。横断位平扫 CT 示胃小弯侧类圆形结节,密度均匀(图 10-1A);横断位动脉期、静脉期及矢状位、冠状位静脉期 CT 图像示病灶中度持续均匀强化(图 10-1B ~ E)。胃镜示胃体中部小弯侧一隆起,表面稍溃烂(图 10-1F)。超声内镜示胃体隆起处呈混合回声,起源于固有肌层(图 10-1G)。病理图像示胃神经内分泌肿瘤(G1 级)(图 10-1H)。

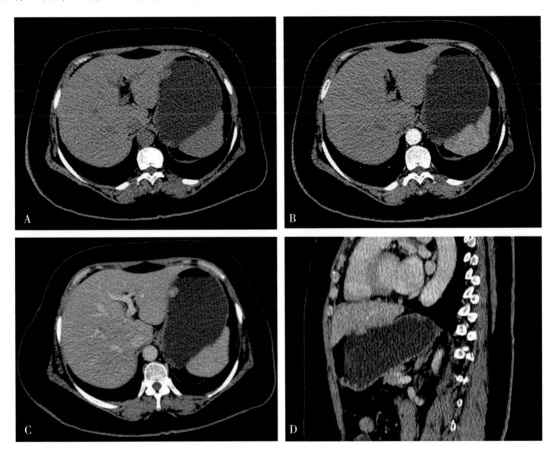

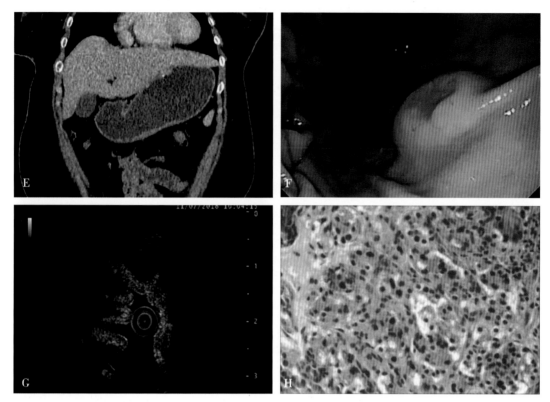

A～C.横断位平扫、动脉期、静脉期 CT 图像;D、E.矢状位、冠状位静脉期 CT 图像;F.胃镜图像;G.超声内镜图像;H.病理图像

图 10-1　胃神经内分泌肿瘤 CT、胃镜、超声内镜、病理表现

诊断思路

23 岁男性;以"空腹腹痛,进食后缓解 3 月余"为主诉入院,查体未见异常征象,实验室检查肿瘤标志物未见异常。CT 图像可见胃充盈良好,胃小弯侧见一类圆形息肉样结节,中度持续均匀强化。肿瘤较小,CT 检查容易漏诊。胃镜示胃体隆起,超声内镜示起源于固有肌层,未见多发结节。病理诊断为胃神经内分泌肿瘤(G1 级)。

病例 2　男,62 岁。主诉:进食后上腹腹胀 3 月余,伴反酸、烧心。查体:未见异常。实验室检查:未见异常。横断位平扫 CT 图像示胃幽门处不规则软组织结节影,边界模糊,密度均匀(图 10-2A);横断位动脉期、静脉期及矢状位、冠状位静脉期 CT 示病灶明显持续均匀强化(图 10-2B～E);病理图像示神经内分泌肿瘤(G2 级)(图 10-2F)。

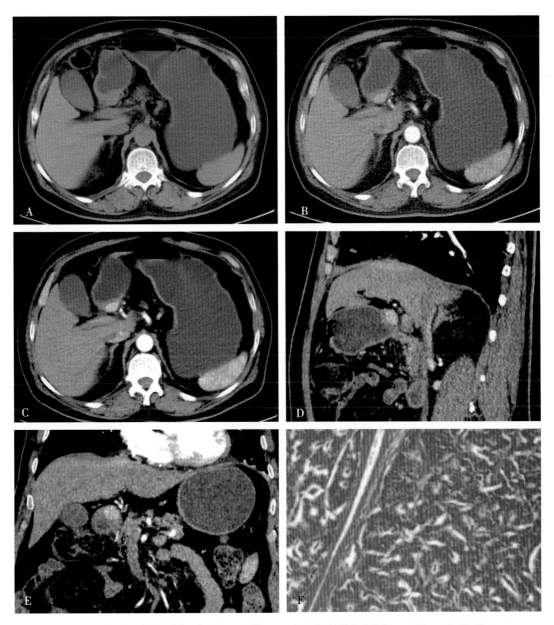

A～C.横断位平扫、静脉期、动脉期 CT 图像;D、E.矢状位、冠状位静脉期 CT 图像;F.病理图像

图 10-2　胃神经内分泌肿瘤 CT 及病理表现

诊断思路

　　62 岁男性;以"进食后上腹腹胀 3 月余,伴反酸、烧心"为主诉入院。CT 图像可见胃窦处黏膜下椭圆形结节,边界清,浆膜光整,提示良性。增强后持续明显强化,强化均匀。位置及强化方式提示胃神经内分泌瘤,需要与异位胰腺和间质瘤相鉴别。异位胰腺的边缘稍模糊,间质瘤长短径比更接近 1。经病理证实为胃神经内分泌肿瘤(G2 级)。

病例 3　男,68 岁。主诉:间断腹痛 6 月余。查体:未见异常。实验室检查:未见异常。横断位平扫 CT 图像示胃贲门部胃壁不均匀增厚,周围脂肪间隙模糊(图 10-3A);横断位动脉期、静脉期及冠状位静脉期 CT 图像示病灶中度持续性均匀强化(图 10-3B ~ D)。内镜示贲门新生物隆起,表面出血坏死(图 10-3E)。病理示胃神经内分泌肿瘤(G3 级)(图 10-3F)。

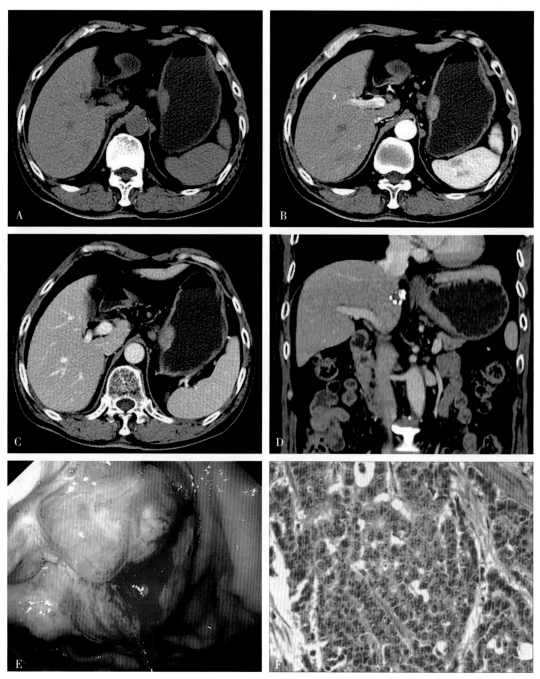

A ~ C. 横断位平扫、动脉期、静脉期 CT 图像;D. 冠状位静脉期 CT 图像;E. 内镜图像;F. 病理图像

图 10-3　胃神经内分泌肿瘤 CT、内镜及病理表现(病例 3)

诊断思路

　　68岁男性，以"间断腹痛6月余"为主诉入院，查体未见异常征象，临床症状无特异性。实验室检查未见异常。CT图像可见胃贲门部胃壁增厚，增强扫描中度均匀强化。内镜示贲门新生物隆起，表面出血坏死。结合CT与胃镜表现，考虑胃癌。此外，神经内分泌癌比胃腺癌强化更均匀，因此提示胃神经内分泌癌可能。最终病理诊断为胃神经内分泌肿瘤（G3级）。

　　病例4　男，72岁。主诉：间断后背疼痛6个月，进食困难1个月。查体：未见异常。实验室检查：未见异常。横断位平扫CT图像示胃底贲门部胃壁不均匀增厚，软组织肿块影突出腔外（图10-4A）；横断位动脉期、静脉期及冠状位、矢状位静脉期CT图像示病灶局部外生性生长，可见溃疡形成，中度强化（图10-4B～E）。内镜示贲门巨大溃疡，表面附污苔，边界不清；胃底见一巨大隆起，中央凹陷、糜烂、溃疡（图10-4F、G）。病理示胃神经内分泌肿瘤（G3级）（图10-4H）。

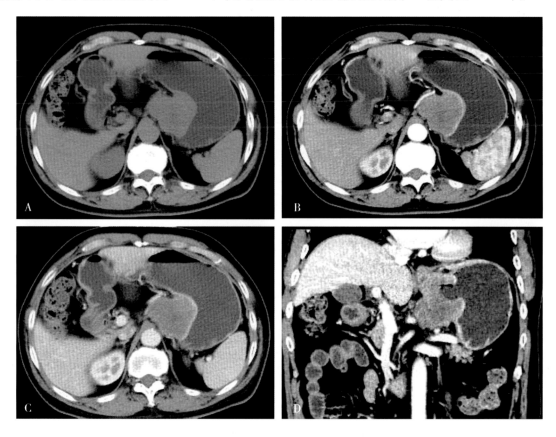

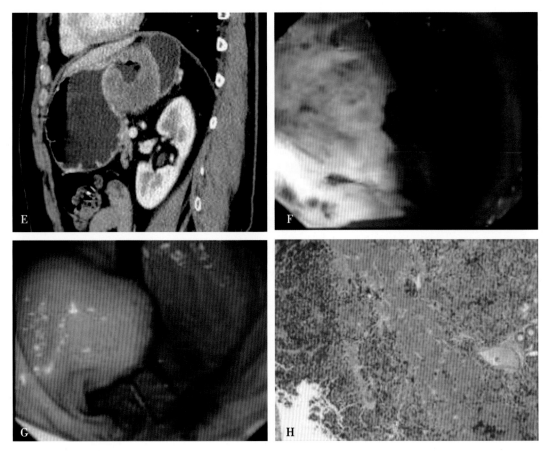

A~C. 横断位平扫、动脉期、静脉期 CT 图像;D、E. 冠状位、矢状位静脉期 CT 图像;F、G. 内镜图像;H. 病理图像

图 10-4　胃神经内分泌肿瘤 CT、内镜及病理表现(病例 4)

诊断思路

　　72 岁男性,以"间断后背疼痛 6 个月,进食困难 1 个月"为主诉入院。CT 图像可见贲门溃疡性占位,增强扫描中度强化。结合溃疡形态,考虑恶性占位,胃神经内分泌癌。需要与胃恶性间质瘤、胃腺癌相鉴别。间质瘤通常更圆,胃腺癌的胃壁增厚没有这么明显。最终病理诊断为胃神经内分泌肿瘤(G3 级)。

临床要点

　　胃神经内分泌肿瘤(gastric neuroendocrine neoplasm)系起源于胃肠道的肽能神经元和神经内分泌细胞,是一种不常见的胃部恶性肿瘤,可表达或不表达神经内分泌标志物,可产生或不产生多肽激素,临床表现常多种多样,过去曾经被称为类癌。根据 2010 年世界卫生组织分级标准和《中国胃肠胰神经内分泌肿瘤专家共识(2022 年版)》,基于组织分化程度和细胞增殖活性,采用核分裂象数和/或 Ki-67 标记率两项指标,胃神经内分泌肿瘤可分为 G1、G2 和 G3 级。其中 G1 级和 G2 级为神经内分泌肿瘤(neuroendocrine tumors,NET),G3 级为神经内分泌癌(neuroendocrine carcinoma,

NEC)。胃神经内分泌肿瘤多发于中老年人,其中神经内分泌肿瘤更常发于女性,但神经内分泌癌更常发于男性。胃神经内分泌肿瘤的临床表现多样,且发生时间很晚,包括便血、腹泻、上腹饱胀不适、恶心、呕吐、吞咽困难等非特异性症状,无症状者也不在少数。

【影像学表现】

胃神经内分泌肿瘤具有很高的异质性,使其临床表现及预后差异很大。影像学检查能够从整体到局部观察肿瘤解剖形态、邻近侵犯范围及远处转移情况,对胃神经内分泌肿瘤的诊断、治疗及预后评估有极其重要的作用。

1.CT表现　G1级好发于胃底、胃体部,通常为黏膜或黏膜下多发的小结节,CT表现为轻中度强化的息肉状结节。肿瘤直径一般小于1 cm,分化好时不伴转移。G2级多表现为胃窦部边缘光滑1~2 cm的肿物,CT可见胃壁增厚、黏膜或壁内结节,增强呈中度强化。G3级与一般腺癌CT表现相似,表现为菜花状、溃疡性肿物或管壁的浸润性增厚,病变强化方式不一,以中度延迟强化方式最多见。G3级胃神经内分泌肿瘤要比一般腺癌恶性程度更高,更易发生转移,溃疡发生率较高。

2.MRI表现　典型表现为T_1低信号、T_2高信号,动脉晚期呈明显强化。DWI扩散受限提示神经内分泌肿瘤具有高侵袭性。

【鉴别诊断】

胃腺癌:部分胃原发性神经内分泌肿瘤在胃镜下易与低分化腺癌混淆,容易被误诊为分化较差的胃腺癌。二者都可表现为溃疡性肿块及广泛胃壁浸润性增厚。神经内分泌肿瘤平扫密度均匀,由于其富含血管,增强后强化方式不一,但以延迟强化为主,多数在门静脉期达到强化峰值,且大多呈均匀强化,少数有囊变、坏死呈不均匀强化。

参考文献

[1]王杨迪,宋晨宇,石思雅,等.胃肠胰神经内分泌肿瘤的影像学研究进展[J].放射学实践,2020,35(9):1190-1195.
[2]柴亚如,高剑波,梁盼.胃神经内分泌肿瘤的CT表现与临床病理特征[J].中华临床医师杂志(电子版),2015,9(13):2611-2615.

第十一章 胃血管球瘤

病例1 男,38岁。主诉:间断上腹痛1年余。查体:未见异常。实验室检查:未见异常。横断位平扫CT图像示胃体下部大弯侧软组织结节,边界清晰,密度均匀(图11-1A);横断位、冠状位及矢状位动脉期、静脉期CT图像示病灶动脉期明显强化,静脉期持续强化,强化尚均匀,与周围胃壁分界清晰(图11-1B~E)。胃镜示胃体下部大弯侧胃壁"瘢痕样"改变,周边皱襞纠集,顶部溃疡形成,上附白苔,周围黏膜肿胀(图11-1F)。超声内镜示胃体病灶处黏膜及黏膜下层增厚,与固有肌层分界欠佳,固有肌层完整(图11-1G)。病理图像示圆形肿瘤细胞,符合血管球瘤(图11-1H)。

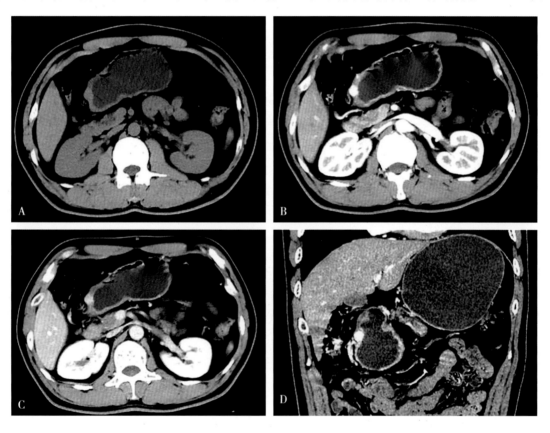

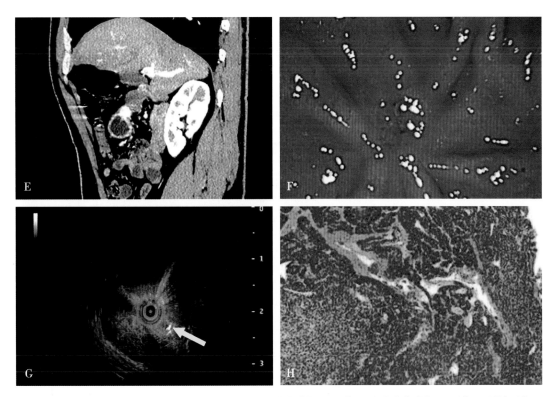

A ~ C. 横断位平扫、动脉期、静脉期 CT 图像;D. 冠状位静脉期 CT 图像;E. 矢状位静脉期 CT 图像;F. 胃镜图像; G. 超声内镜图像;H. 病理图像

图 11-1　胃血管球瘤 CT、胃镜、超声内镜及病理表现

诊断思路

38 岁男性,以"间断上腹痛 1 年余"为主诉入院,查体未见异常征象。CT 平扫可见胃窦大弯侧软组织密度结节,增强扫描动脉期明显强化,静脉期持续强化。CT 典型强化方式提示结节为胃血管球瘤。病理证实诊断。

病例 2　男,74 岁。主诉:间断腹痛 10 d。查体:未见异常。实验室检查:未见异常。横断位平扫 CT 图像示胃窦部胃壁见软组织肿块,密度均匀(图 11-2A);多平面重建增强 CT 图像示病灶呈渐进性不均匀明显强化(图 11-2B ~ E);胃镜示胃窦部前壁隆起(图 11-2F)。

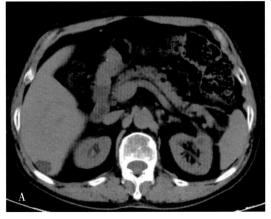

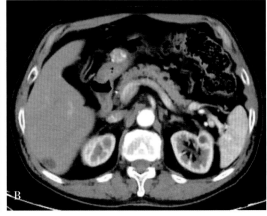

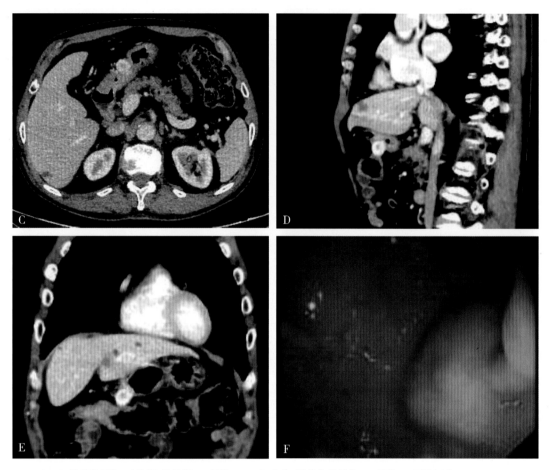

A ~ C. 横断位平扫、动脉期、静脉期 CT 图像；D、E. 矢状位、冠状位静脉期 CT 图像；F. 胃镜图像

图 11-2　胃血管球瘤 CT 及胃镜表现

诊断思路

　　74 岁男性，以"间断腹痛 10 d"为主诉入院。CT 图像可见胃窦部黏膜下软组织肿块，外生性，增强扫描动脉期斑点状强化，静脉期强化向中心扩展。强化方式提示结节为胃血管球瘤，需要与间质瘤相鉴别。间质瘤无渐进性强化的特征，病理证实为胃血管球瘤。

　　病例 3　女，34 岁。主诉：上腹痛 7 d。查体：未见异常。实验室检查：未见异常。横断位平扫 CT 图像示胃窦部胃壁软组织肿块，密度均匀（图 11-3A）；横断位动脉期、静脉期及冠状位静脉期 CT 图像示病灶呈渐进性明显强化（图 11-3B ~ D）。

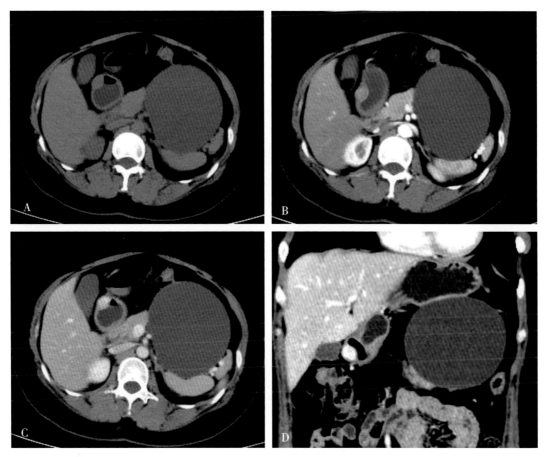

A ~ C. 横断位平扫、动脉期、静脉期 CT 图像;D. 冠状位静脉期 CT 图像

图 11-3 胃血管球瘤 CT 表现

诊断思路

34 岁女性,以"上腹痛 7 d"为主诉入院。CT 图像可见胃窦部黏膜下软组织结节,浆膜面光整,增强扫描呈渐进性强化,提示良性结节。因其明显强化,需要与异位胰腺和神经内分泌肿瘤相鉴别。动脉期结节内似见条状强化,强化方式和强化程度提示胃血管球瘤。病理证实胃血管球瘤。

病例 4　女,63 岁。主诉:上腹痛 4 月余。查体:上腹部钝痛,无放射性。实验室检查:未见异常。横断位平扫 CT 图像示肝胃间隙不规则软组织密度影,边界不清(图 11-4A);增强 CT 图像示病灶呈不均匀明显强化(图 11-4B、C);矢状位、冠状位静脉期示病变与肝左叶下缘、胃窦分界不清(图 11-4D、E)。X 线造影示胃小弯侧充盈缺损(图 11 - 4F、G)。病理图像示胃血管球瘤(图 11-4H)。

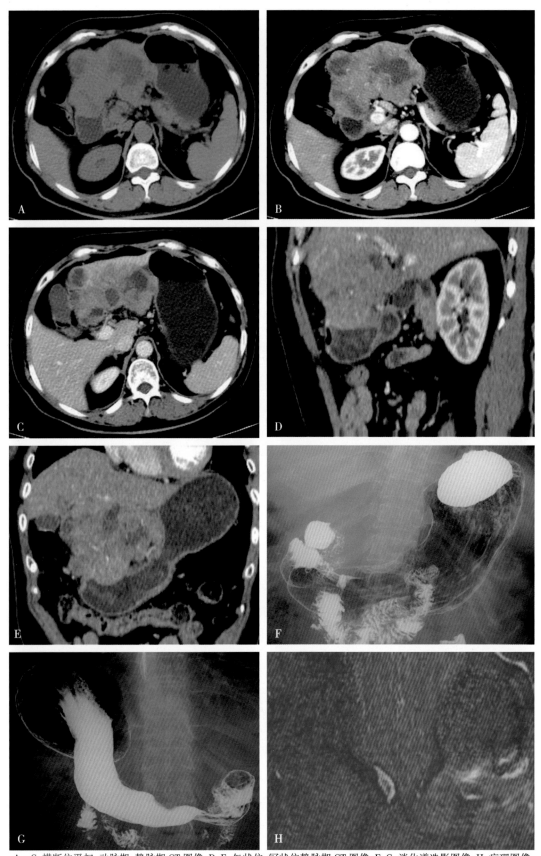

A～C.横断位平扫、动脉期、静脉期 CT 图像;D、E.矢状位、冠状位静脉期 CT 图像;F、G.消化道造影图像;H.病理图像

图 11-4　胃血管球瘤 CT、X 线造影及病理表现

诊断思路

　　63 岁女性,以"上腹痛 4 月余"为主诉入院,查体:上腹部钝痛,无放射性。CT 图像可见肝胃间隙占位,密度不均,强化不均,与肝左叶下缘、胃窦分界不清。肿瘤主体与胃壁紧贴,考虑胃壁来源恶性肿瘤,肝脏局部受侵。病理证实胃血管球瘤。

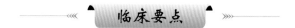

临床要点

　　血管球瘤(glomus tumor)是一种少见的间叶源性肿瘤,起源于动静脉吻合壁上具有温度调节功能的血管球体细胞。可发生于身体的任何部位,大部分位于四肢末端,尤其是指甲下。1924 年首次描述血管球瘤的临床及病理特征,1948 年胃血管球瘤(gastric glomus tumor,GGT)被首次报道。临床上发生于胃肠道的血管球瘤少见,血管球瘤仅占所有胃良性肿瘤的 2% 。血管球瘤可发生于各年龄段,中年人群具有相对较高的发病率;女性发病率高于男性。血管球瘤通常起源于神经不丰富的胃壁肌层,临床表现不典型,缺乏特异性,最常见的临床症状为上腹部疼痛、不适、食欲缺乏,偶有上消化道出血的症状,部分患者可无明显不适,偶因体检而发现。

【影像学表现】

　　1.CT 表现　血管球瘤多表现为胃部类圆形软组织肿块,多向腔内生长,边缘整齐,多为单发,胃窦部多见,胃体部次之。肿瘤直径较小,通常为 1 ~ 3 cm。平扫肿瘤多密度均匀,内可出现微小点状钙化,囊变及溃疡少见。多期增强扫描血管球瘤动脉期均匀或不均匀明显强化,静脉期强化程度及范围进一步增强,即呈渐进性强化。

　　2.超声内镜　血管球瘤表现为界限清楚的低回声或稍高回声肿块,起源于胃壁第三层和/或第四层,内部回声均匀或不均匀。

【鉴别诊断】

　　1.胃间质瘤　胃间质瘤是胃部最常见的间叶源性肿瘤,多见于 50 岁以上中老年人,无明显性别差异,常单发,胃体部多见,呈膨胀性向腔内、外生长,易发生坏死囊变,增强扫描常不均匀强化。而血管球瘤常见于中年女性,多发生于胃窦,坏死囊变少见,增强扫描呈渐进性强化且强化显著。两者具有相似的临床及影像表现,因而血管球瘤常被误诊为胃间质瘤。

　　2.胃平滑肌瘤　胃平滑肌瘤好发于贲门,直径常较小,多密度均匀,增强后轻度强化。而目前尚未有发生于贲门部血管球瘤的报道,结合血管球瘤较具特征性的强化方式,与胃平滑肌瘤鉴别不难。

　　3.神经鞘瘤　神经鞘瘤临床少见,多位于胃体、胃底,增强扫描轻中度均匀强化,胃周及腹膜后可见反应性肿大的淋巴结,而血管球瘤为富血供肿瘤,强化程度多高于胃神经鞘瘤。

参考文献

［1］蓝文婷,张艳,赵振亚,等.胃血管球瘤 CT 影像学表现和临床特征分析[J].中国临床医学影像杂志,2016,27(10):718-721.

［2］王雨璐,梁盼,李爱云,等.胃血管球瘤的影像表现及临床病理分析[J].临床放射学杂志,2021,40(2):311-314.

第十二章　深在性囊性胃炎

病例1　男,23岁。主诉:间断呕血10 d余。查体:未见异常。实验室检查:未见异常。横断位平扫CT图像示胃充盈良好,胃内稍低密度占位,局部蒂样改变(图12-1A);增强CT图像示占位中度均匀强化,边界清晰(图12-1B～E)。胃镜示胃大弯隆起,表面陈旧性出血斑,胃体部皱襞粗大,胃窦黏膜"红斑样"改变(图12-1F)。超声内镜示胃内高回声肿块,可见类圆形无回声区(图12-1G)。病理图像示深在性囊性胃炎伴糜烂(图12-1H)。

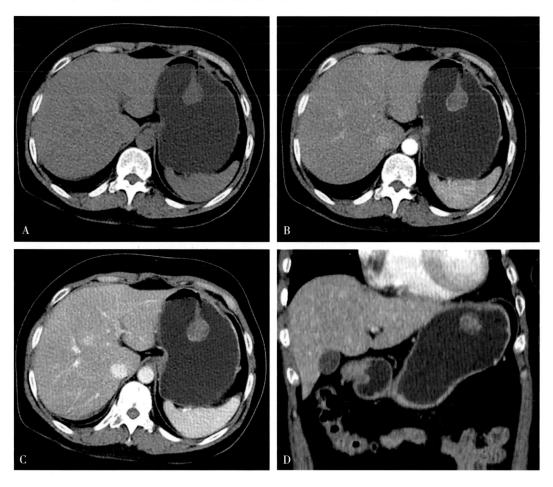

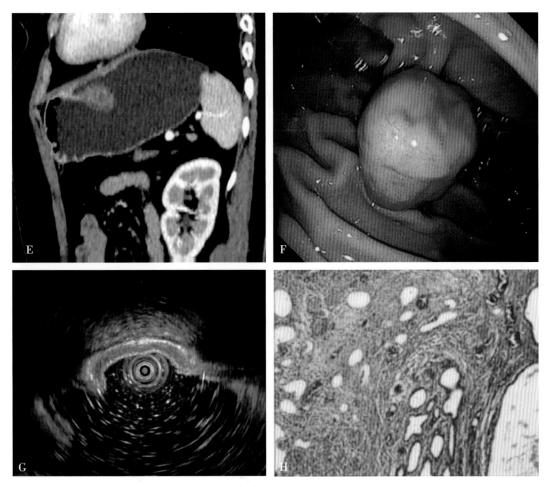

A.横断位平扫 CT 图像;B、C.横断位动脉期、静脉期 CT 图像;D、E.冠状位、矢状位静脉期 CT 图像;F.胃镜图像;G.内镜超声图像;H.病理图像

图 12-1　深在性囊性胃炎 CT、胃镜、超声内镜及病理表现

诊断思路

　　23 岁男性,以"间断呕血 10 d 余"为主诉入院,查体未见异常征象。实验室检查,肿瘤标志物未见明显异常。CT 图像示胃内类圆形软组织密度影,胃镜示胃大弯隆起,表面陈旧性出血斑。常规考虑胃黏膜下占位性病变,胃神经鞘瘤或胃间质瘤。然而,根据该病例带蒂样生长方式和强化特征,予以排除。病理诊断为深在性囊性胃炎。

　　病例2　女,44 岁。主诉:进食后恶心、呕吐 1 年余。实验室检查:幽门螺杆菌现症感染抗体阳性。横断位平扫 CT 图像示胃窦黏膜下囊性占位,边界清晰(图 12-2A);横断位动脉期、静脉期 CT 图像示病灶内部未强化成分,壁明显均匀强化(图 12-2B、C);冠状位、矢状位静脉期 CT 图像示占位向腔内生长(图 12-2D、E)。病理图像示深在性囊性胃炎(图 12-2F)。

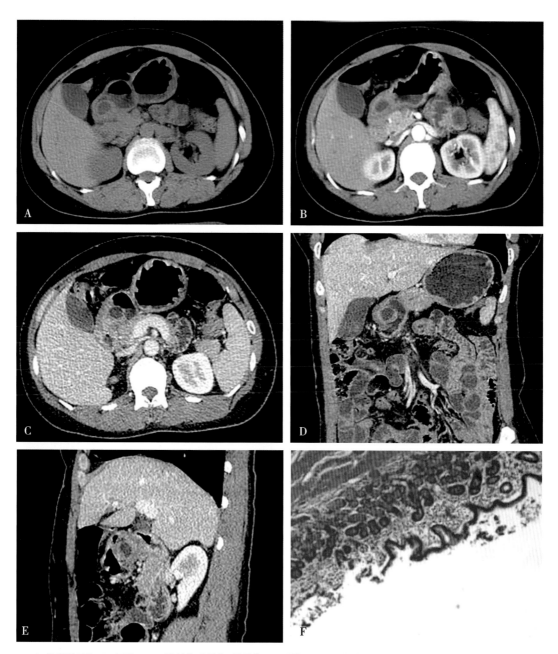

A. 横断位平扫 CT 图像；B、C. 横断位动脉期、静脉期 CT 图像；D、E. 冠状位、矢状位静脉期 CT 图像；F. 病理图像

图 12-2　深在性囊性胃炎 CT 及病理表现

诊断思路

　　44 岁女性，以"进食后恶心、呕吐 1 年余"为主诉入院，查体未见异常征象。实验室检查，肿瘤标志物正常。CT 图像可见胃窦部囊性病变，应考虑胃重复性囊肿、异位胰腺囊性改变、深在性囊性胃炎，结合增强扫描呈"夹心饼干式"强化，考虑深在性囊性胃炎。病理检查结果可证实诊断。

临床要点

深在性囊性胃炎(gastritis cystica profunda,GCP)是以胃黏膜下层息肉样囊性扩张和胃腺体结构向黏膜肌层以下生长为特征的临床罕见疾病。深在性囊性胃炎常发生在胃肠道手术吻合口处,发病机制可能与术后的黏膜脱垂、十二指肠反流及手术缝线刺激有关,由胃腺上皮向黏膜下层移行并生长扩张形成囊所致。

【影像学表现】

深在性囊性胃炎在CT上多表现为胃壁增厚隆起或突向胃腔内的囊实性团块影,平扫显示病灶与肌层分界不清。深在性囊性胃炎病灶多以囊性成分为主,表面附有粗大增生的黏膜层,少部分病灶以实性成分为主,内部可见点状低密度影。增强扫描实性成分渐进性明显强化,囊性成分无强化,肌层渐进性中度强化。发生于胃壁上的囊性病变,囊壁与胃壁浆膜面连续、光整,黏膜面毛糙,CT增强无强化或仅轻度渐进性强化时要考虑为深在性囊性胃炎。在CT增强扫描中,相对于动脉期图像,多平面重建下的冠状位、矢状位静脉期图像可以从多角度显示囊肿的形态,并有利于观察实性病灶与正常胃壁的分界。

深在性囊性胃炎在上消化道钡餐造影表现不典型,可发现有较大充盈缺损、黏膜脱垂及破坏,这些改变在胃部疾病中常见。深在性囊性胃炎在超声内镜上多表现为胃壁增厚,多个无回声的囊腔或黏膜下囊肿,并可见黏膜下层低回声区。

【鉴别诊断】

1. 胃重复性囊肿　胃重复性囊肿为非常罕见的先天性疾病,主要发生在浆膜面,B超敏感,主要表现囊壁内层高回声的黏膜层而环以低回声的肌层。

2. 间质瘤　间质瘤表现复杂,鉴别比较困难,但文献报道间质瘤含有息肉样管状结构的仅有14%,大病灶出现囊变但其实性成分较多。

参考文献

[1]吴琛,冯蕾,雷晨慧,等.CT诊断深在性囊性胃炎(附5例报道)[J].中国医学影像技术,2020,36(8):1259-1261.

[2]黄文鹏,王睿,李莉明,等.深在性囊性胃炎的CT表现[J].中华放射学杂志,2020,54(11):1085-1088.

第十三章　胃肉瘤样癌

病例 1　男,60 岁。主诉:远端胃部分切除术后 7 年,上腹部不适 2 月余。查体:上腹部腹壁可见约 15 cm 术后瘢痕。横断位平扫 CT 图像示近端残胃体积小,胃壁不规则增厚(图 13-1A);横断位动脉期、静脉期 CT 图像示增厚胃壁不均匀强化,局部见未强化坏死区,胃小弯侧与邻近肝脏分界不清(图 13-1B、C);冠状位静脉期 CT 图像示病变位置及累及范围,胃体部高密度缝线(图 13-1D)。X 线造影示残胃体积小,黏膜破坏毛糙,结构紊乱,伴食管贲门反流(图 13-1E、F)。病理图像显示胃肉瘤样癌(图 13-1G、H)。

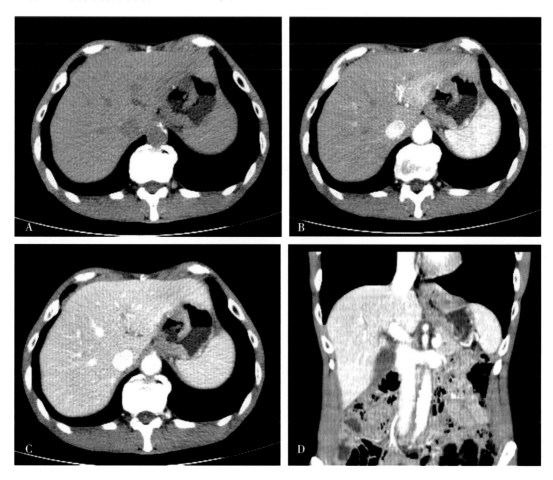

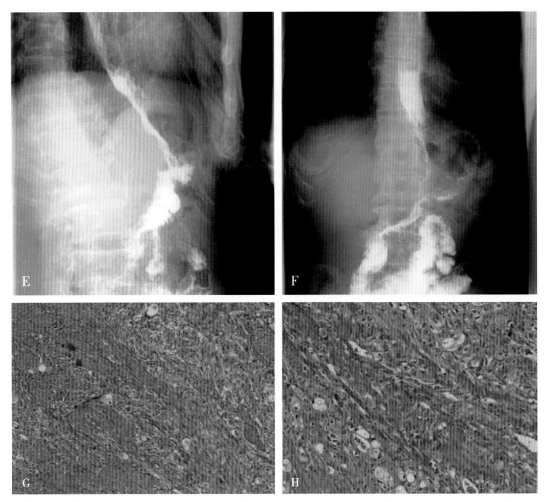

A. 横断位平扫 CT 图像;B、C. 横断位动脉期、静脉期 CT 图像;D. 冠状位静脉期 CT 图像;E、F. 消化道造影图像;
G、H. 病理图像

图 13-1　胃肉瘤样癌 CT、X 线造影及病理表现

诊断思路

60 岁男性,7 年前行远端胃部分切除术,术后病理为胃肉瘤样癌。现出现上腹部不适伴间断性疼痛、呕吐;CT 图像示残胃胃壁不规则增厚伴不均匀强化;X 线造影显示残胃黏膜破坏伴食管反流。结合患者既往病史和典型的影像特征,考虑肿瘤术后复发。经病理证实诊断为残胃肉瘤样癌。

病例 2　男,54 岁。主诉:吞咽困难 1 个月。查体:未见异常。实验室检查:未见异常。横断位动脉期、静脉期 CT 图像示胃底环形病灶,直径 13.6 mm,边界清,浆膜面光滑,增强呈周边环形明显强化(图 13-2A、B);冠状位静脉期 CT 图像示病变黏膜面溃疡凹陷(图 13-2C)。胃镜示胃底溃疡性肿物,表面见渗血(图 13-2D)。

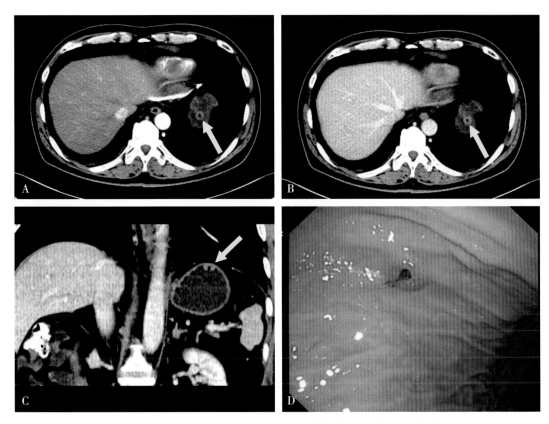

A、B. 横断位动脉期、静脉期 CT 图像；C. 冠状位静脉期 CT 图像；D. 胃镜图像

图 13-2　胃肉瘤样癌 CT 及胃镜表现

诊断思路

54 岁男性，以"吞咽困难 1 个月"为主诉入院；CT 显示胃底小溃疡病变伴环形强化；胃镜显示胃底溃疡型肿物。结合患者既往病史和典型的影像特征，考虑胃癌。病理示胃底溃疡型病变，由恶性上皮成分和非典型梭形细胞组成，且梭形细胞显示出上皮分化的证据，最终诊断为胃肉瘤样癌。

病例 3　女，62 岁。主诉：进食哽噎感 5 个月，剑突下疼痛 3 个月。查体：未见异常。实验室检查：糖类抗原 125 为 35.12 U/mL（↑）。横断位平扫 CT 图像示胃底-贲门一腔内型软组织肿块影，密度均匀，表面不规则（图 13-3A）；横断位动脉期、静脉期 CT 图像示肿块明显均匀强化，肿瘤峰值位于静脉期（图 13-3B、C）；矢状位静脉期 CT 图像示病变累及上下范围及胃周增大淋巴结（图 13-3D）。胃镜示贲门结节样隆起，大小约 2.0 cm×2.5 cm，表面充血、糜烂，有渗血，管腔狭窄，胃镜尚能通过，胃底受侵犯（图 13-3E）。病理示肿瘤细胞呈梭形改变，浸润性生长（图 13-3F）。

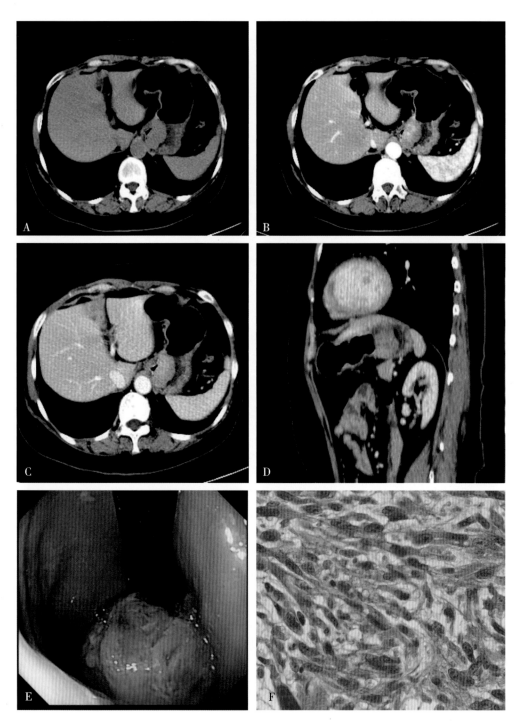

A～C.横断位平扫、动脉期及静脉期 CT 图像;D. 矢状位静脉期 CT 图像;E. 胃镜图像;F. 病理图像

图 13-3　胃肉瘤样癌 CT、胃镜及病理表现

诊断思路

　　62 岁女性,以"进食哽噎感 5 个月,剑突下疼痛 3 个月"为主诉入院;肿瘤相关抗原明显升高。
CT 图像示胃底-贲门软组织肿块影,呈腔内型生长,增强肿块明显延迟性强化,胃周伴增大淋巴结;

内镜示胃底-贲门处肿物,表面糜烂。结合患者实验室检查和影像表现,考虑肿块型胃癌。病理示肿瘤细胞呈梭形改变,浸润性生长,而免疫组化提示上皮分化。因此,最终诊断为胃肉瘤样癌。

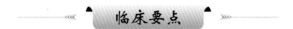

临床要点

肉瘤样癌(sarcomatoid carcinoma,SC)是一种由恶性上皮成分和非典型梭形细胞组成的极其罕见和复杂的恶性肿瘤,且肉瘤样癌的梭形细胞显示出上皮分化的证据。Snover 等人于 1982 年首次描述了该肿瘤的特征。肉瘤样癌可发生在多个部位,包括呼吸道、消化道、泌尿生殖道、乳腺和甲状腺,极少发生在胃中。胃肉瘤样癌发病年龄范围为 49~78 岁,多见于男性。临床表现为上腹疼痛或不适、吞咽困难、恶心、呕吐、呕血和消瘦。目前,对于胃肉瘤样癌的治疗并没有具体的国家综合癌症网络指南,完全手术切除是最重要的治疗方法。胃肉瘤样癌预后较胃腺癌和胃淋巴瘤差,可通过血液和淋巴结转移,最常见的转移部位是局部淋巴结和肝。由于该肿瘤的高侵袭性,肿瘤多侵犯浆膜或胃裸区,甚至邻近器官。

【影像学表现】

CT 表现:可清晰显示胃肉瘤样癌原发病灶、浸润范围、淋巴结转移及远处转移情况。在 CT 上,胃肉瘤样癌可表现为胃壁局限性增厚或肿块,常伴有溃疡。病变部位多在胃近端,术后残胃也可发生此类肿瘤。CT 平扫显示肿瘤密度为均匀或不均匀。增强扫描,肿瘤因病变内囊性区域或坏死而表现为不均匀强化,实性部分明显强化。

【鉴别诊断】

1.癌肉瘤　由明显的恶性上皮组织(癌性)和间质组织(肉瘤性)组成的真正的双期肿瘤。胃癌肉瘤多表现为隆起性病变或胃壁局限性增厚,可伴有溃疡。胃肉瘤样癌与癌肉瘤的鉴别困难,在组织病理学上仍需要细致观察和记录肿瘤特征。

2.胃淋巴瘤　主要分布在胃窦、胃体和胃底。胃淋巴瘤的发病率在男性中较高。约 85% 的患者 CT 表现为胃壁局限性或弥漫性增厚,亦可表现为肿块。增强扫描,增厚胃壁多呈轻、中度均匀性强化,病变侧黏膜呈线样强化。当远处结构(肠系膜、腹膜后或腹部其他部位)有淋巴结转移时,考虑淋巴瘤。

参考文献

[1]LIU Y Y, LIANG P, FENG K X, et al. Computed tomography features and clinicopathological characteristics of gastric sarcomatoid carcinoma[J]. Front Oncol,2020,10:1611.

[2]ZHOU D K,GAO B Q,ZHANG W,et al. Sarcomatoid carcinoma of the pancreas:a case report[J]. World J Clin Cases,2019,7(2):236-241.

第十四章　EB 病毒相关的胃淋巴上皮瘤样癌

病例 1　男,61 岁。主诉:腹痛 2 月余。查体:未见明显异常。实验室检查:肿瘤异常糖链糖蛋白(TAP)升高。X 线造影图像示胃体上部大弯侧一不规则充盈缺损影(图 14-1A 箭头所示),表面欠光整,扩张受限,并见一不规则小龛影(图 14-1B 箭头所示),位于胃轮廓内,龛影形态不规则,边缘毛糙;横断位 CT 平扫、动脉期、静脉期图像及冠状位静脉期 CT 图像示胃大弯侧不规则软组织肿块影,最大横截面约为 26.8 mm×16.7 mm,肿块表面凹凸不平,并见不规则溃疡形成,增强后明显强化,肿块以宽基底与胃壁相连,邻近胃壁分层消失,邻近胃周间隙尚清晰(图 14-1C～F)。术后病理图像示(近端胃)低分化腺癌,伴有淋巴样间质(淋巴上皮瘤样癌)(图 14-1G、H)。

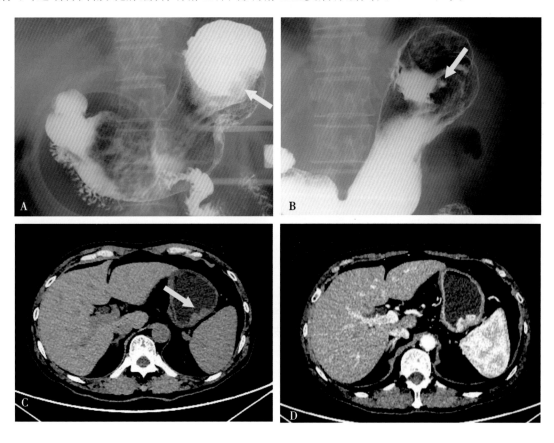

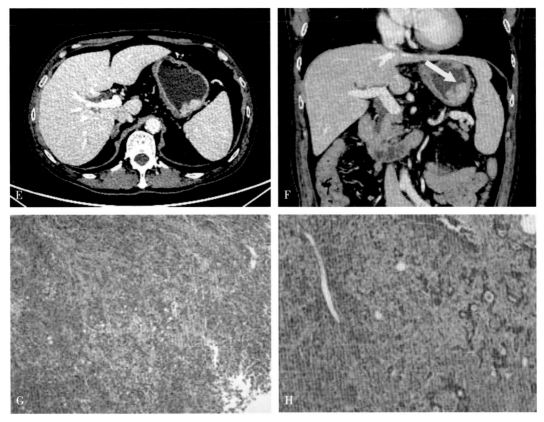

A、B. 胃肠道造影图像；C. 横断位平扫 CT 图像；D、E. 横断位动脉期、静脉期 CT 图像；F. 冠状位静脉期 CT 图像；G、H. 病理图像

图 14-1　EB 病毒相关的胃淋巴上皮瘤样癌 X 线造影、CT 及病理表现（病例 1）

诊断思路

　　61 岁男性，X 线造影可见胃体上部大弯侧一不规则充盈缺损影，恶性溃疡的征象，提示胃黏膜恶性病变。在 CT 上显示为一不规则软组织肿块影"宽基底"，表面不规则溃疡形成，增强后显著强化，邻近胃壁分层消失，符合恶性肿瘤 CT 表现，且 CT 清晰显示肿瘤的侵犯范围。患者临床表现结合影像特征考虑为胃癌；病理结果显示低分化腺癌，伴有淋巴样间质（淋巴上皮瘤样癌），结合原位杂交 EBER（+），诊断为 EB 病毒相关的胃淋巴上皮瘤样癌。

　　病例 2　女，58 岁。主诉：上腹部不适半年余，加重半月余，突发呕血 3 h。查体：未见明显异常。实验室检查：肿瘤异常糖链糖蛋白（TAP）升高，CA724 升高；原位杂交 EBER（+）。X 线造影图像示贲门通畅无反流，胃充盈呈钩型，胃体小弯侧见一不规则充盈缺损影，边缘模糊、毛糙，黏膜破坏，病灶内面钡剂涂布不均、紊乱、毛糙，胃壁僵硬，胃腔扩张受限（图 14-2A、B 箭头所示）。横断位 CT 平扫、动脉期、静脉期图像示胃体小弯侧胃壁不规则增厚，最厚处约 20 mm，内面凹凸不平，并见多发不规则溃疡形成，增厚胃壁与正常胃壁分界尚清，肿块处胃壁分层消失，增强扫描明显强化，浆膜面受侵犯，稍模糊、毛糙（图 14-2C～E）。术后病理图像示腺癌伴淋巴样间质（淋巴上皮瘤样癌）（图 14-2F）。

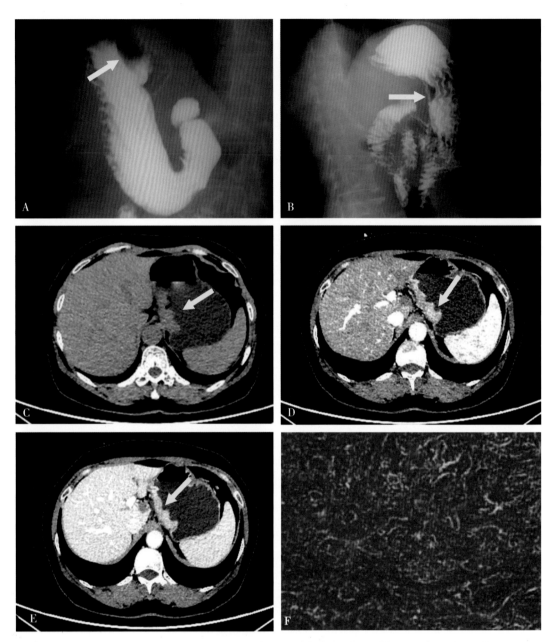

A、B. 消化道造影图像；C. 横断位平扫 CT 图像；D、E. 横断位动脉期、静脉期 CT 图像；F. 病理图像

图 14-2　EB 病毒相关的胃淋巴上皮瘤样癌 X 线造影、CT 及病理表现（病例 2）

诊断思路

58 岁女性，突发呕血，X 线造影显示胃体小弯侧充盈缺损影，表现为形态不规则、黏膜破坏、界限不清等恶性征象；CT 图像示不规则增厚的胃壁，见多发不规则溃疡影，提示恶性病变；CT 增强扫描显示病变全层明显强化，提示病变浸润胃壁全层。患者临床表现结合影像学特征考虑胃癌；病理结果显示淋巴上皮瘤样癌，结合原位杂交 EBER(+)，诊断为胃 EB 病毒相关的胃淋巴上皮瘤样癌。

病例 3　男,32 岁。主诉:间断性腹胀 2 月余。实验室检查:肿瘤异常糖链糖蛋白(TAP)升高。横断位平扫、动脉期以及静脉期 CT 图像(图 14-3A ~ D)示贲门-胃底团块状软组织密度影(图 14-3A箭头所示),肿块边缘模糊、毛糙,形态不规则,肿块表面凹凸不平,增强扫描后明显强化,侵犯胃壁全层,胃壁分层消失,与周围正常胃壁分界不清,腹膜后见多发肿大淋巴结影(图 14-3D箭头所示)。MRI 横断位 T$_1$、T$_2$ 及增强图像示胃贲门-胃底团块状等 T$_1$、稍长 T$_2$ 信号(图 14-3E、F箭头所示),静脉注入对比剂后增强扫描显示胃贲门-胃底病变呈早期明显强化(图 14-3G)。术后病理图像示胃腺癌伴有大量淋巴样间质(淋巴上皮瘤样癌)(图 14-3H)。

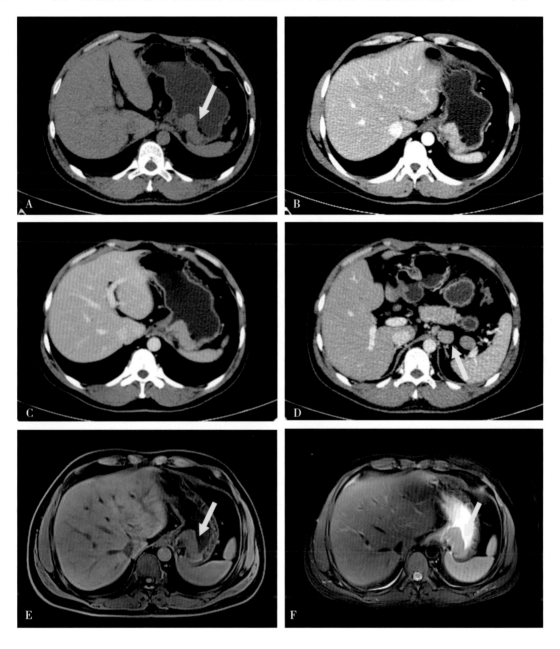

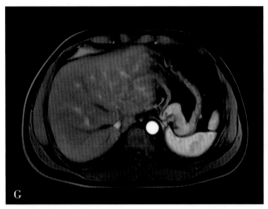

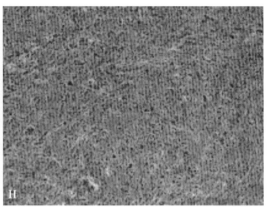

A. 横断位平扫 CT 图像；B. 横断位动脉期 CT 图像；C、D. 横断位静脉期 CT 图像；E～G. 横断位 T_1、T_2 及增强 MRI 图像；H. 病理图像

图 14-3　EB 病毒相关的胃淋巴上皮瘤样癌 CT、MRI 及病理表现

【诊断思路】

32 岁男性，腹胀。CT 示贲门-胃底软组织占位，形态不规则，侵犯胃壁全层，明显不均匀强化，以及脾胃间的多发淋巴结转移，以上均提示胃恶性病变；MRI 上，贲门-胃底处占位为等 T_1、稍长 T_2 信号，增强扫描早期明显强化，延迟期呈相对稍低信号。患者临床表现结合影像学特征考虑胃恶性肿瘤；病理结果显示胃腺癌伴有大量淋巴细胞间质（淋巴上皮瘤样癌），结合原位杂交 EBER（+），诊断为 EB 病毒相关的胃淋巴上皮瘤样癌。

病例 4　女，49 岁。主诉：呕血 5 d。横断位 CT 平扫、动脉期、静脉期以及冠状位静脉期 CT 图像示胃体上部小弯侧胃壁不规则增厚并明显强化（图 14-4A～D 箭头所示），增厚胃壁内面凹凸不平，见不规则溃疡形成，病变侵犯胃壁全层，浆膜面模糊毛糙，胃周脂肪间隙模糊，并见多发稍大淋巴结影（图 14-4A～D）。内镜图像示胃底黏膜皱襞规整，胃体上部、中部、窦体交界大弯侧、后壁及胃角见一巨大不规则溃疡（图 14-4E 箭头所示），上覆污秽苔，周边呈"结节样"隆起，分界不清，质脆易出血，黏液湖清，胃窦黏膜"红斑样"改变，幽门圆，开闭好，十二指肠球部及降部未见异常（图 14-4E）。术后病理结果示胃癌，结合形态学和免疫组化，符合淋巴上皮瘤样癌（图 14-4F）。

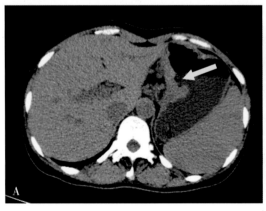

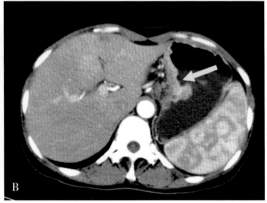

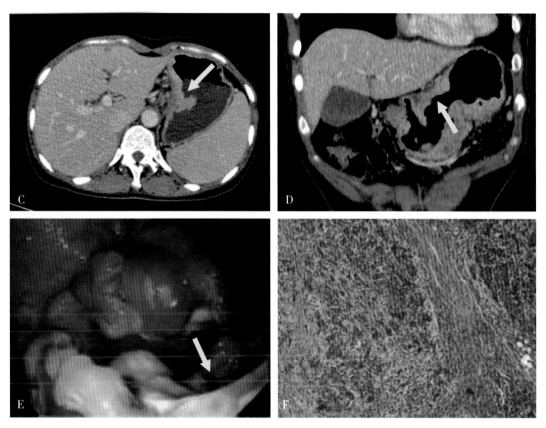

A. 横断位平扫 CT 图像；B、C. 横断位动脉期、静脉期 CT 图像；D. 冠状位静脉期 CT 图像；E. 胃镜图像；F. 病理图像

图 14-4　EB 病毒相关的淋巴上皮瘤样癌 CT、胃镜及病理表现

诊断思路

49 岁女性,呕血。CT 可见胃体上部小弯侧胃壁不规则增厚,病变密度不均,表面凹凸不平,见多发不规则溃疡形成,增强后病变明显强化,这些均提示胃恶性病变。另外,CT 显示胃壁全层明显强化,胃周脂肪间隙模糊,并见多发稍大淋巴结影,这些征象有助于对病变进行分期。在内镜上,病变显示为一巨大不规则溃疡,上覆污秽苔,周边呈"结节样"隆起,分界不清,质脆易出血。病理结果显示淋巴上皮瘤样癌,且 EBER(+),综合考虑诊断为 EB 病毒相关的胃淋巴上皮瘤样癌。

临床要点

胃淋巴上皮瘤样癌是一种罕见的胃癌,占胃癌的 1% ~ 4%,在组织形态上与鼻咽部淋巴上皮瘤相似,其主要的病理特征是间质中存在大量淋巴细胞、浆细胞浸润,常伴有 EB 病毒的感染。中老年男性多发,好发于近端胃和残胃等。

EB 病毒相关的胃淋巴上皮瘤样癌患者常常表现为上腹部疼痛或不适、恶心、呕吐、吞咽困难,甚至呕血、消瘦,这些症状可以持续几天甚至几年。

【影像学表现】

CT 表现:EB 病毒相关的胃淋巴上皮瘤样癌最常见的形态学表现为胃壁局限性肿块,与普通胃腺癌的表现有重叠,也可以表现为黏膜下肿块。其 CT 表现与病灶内的肿瘤细胞成分、淋巴样间质组织的量及其分布有关,病灶密度多均匀且不易出现坏死,厚度与宽度的比值较大,增强扫描多呈明显持续性强化。

【鉴别诊断】

1. 胃腺癌　EB 病毒相关的胃淋巴上皮瘤样癌与普通胃腺癌的影像表现有重叠,均表现为不同形状的腔内软组织肿块,表面凹凸不平,可见溃疡。EB 病毒相关的胃淋巴上皮瘤样癌的厚度与宽度的比值较大,二者之间主要依靠病理进行鉴别。

2. 胃间质瘤　当 EB 病毒相关的胃淋巴上皮瘤样癌表现为黏膜下肿块时,需要与胃间质瘤相鉴别。间质瘤肿瘤多呈圆形或类圆形,单发多见,可伴有坏死、囊变、出血或钙化。间质瘤起源于黏膜下,一般黏膜面完整,多数血供丰富,实质部分增强后一般表现为明显强化,且静脉期强化高于动脉期,部分病灶内见条状、簇状或迂曲扩张的肿瘤血管影。

参考文献

[1] CHENG N,HUI D Y,LIU Y,et al. Is gastric lymphoepithelioma-like carcinoma a special subtype of EBV-associated gastric carcinoma? New insight based on clinicopathological features and EBV genome polymorphisms[J]. Gastric Cancer,2015,18(2):246-255.

[2] 黄文鹏,李莉明,曲利媛,等.原发性胃淋巴上皮瘤样癌的临床影像分析[J].中华消化病与影像杂志(电子版),2022,12(6):351-356.

[3] WANG Z H,ZHAO J J,YUAN Z. Lymphoepithelioma-like gastric carcinoma:a case report and review of the literature[J]. World J Gastroenterol,2016,22(10):3056-3061.

第十五章　胃混合性腺神经内分泌癌

　　病例 1　男,66 岁。主诉:上腹隐痛伴腹胀、反酸 1 个月。查体:腹部压痛。横断位平扫、动脉期和静脉期 CT 图像示胃窦部胃壁明显不规则增厚,增厚胃壁明显强化,强化欠均匀,静脉期持续性强化,表面可见溃疡形成,周围见肿大淋巴结(图 15-1A ~ C 箭头所示);冠状位静脉期 CT 图像示胃窦周围脂肪间隙条絮浸润影(图 15-1D)。病理示腺癌及神经内分泌癌混合性生长,提示胃混合性腺神经内分泌癌(图 15-1E、F)。免疫组化结果:CK(+),CEA(+),CD56(+),Syn(+),NSE(-),CgA(+),Ki-67(约 60% +)。

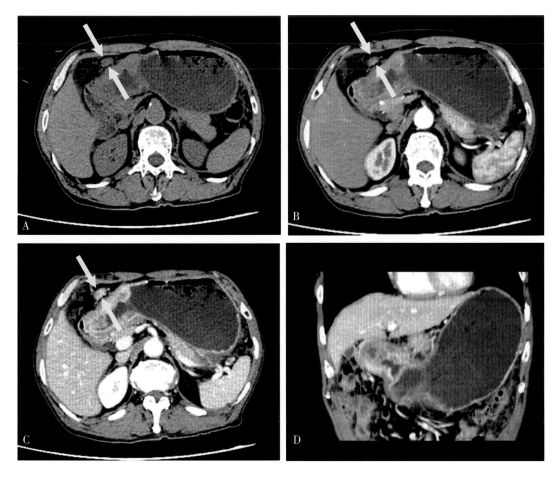

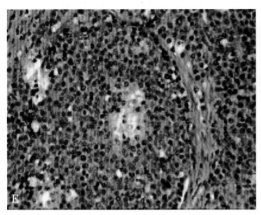
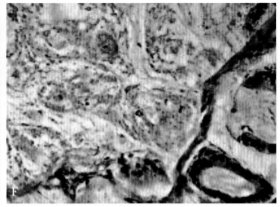

A. 横断位平扫 CT 图像;B、C. 横断位动脉期、静脉期 CT 图像;D. 冠状位静脉期 CT 图像;E、F. 病理图像

图 15-1　胃混合性腺神经内分泌癌 CT 及病理表现(病例 1)

诊断思路

　　66 岁男性,以"上腹隐痛伴腹胀、反酸 1 个月"为主诉入院,查体:腹部压痛。提示胃部病变可能。结合患者临床表现及 CT 上胃壁不规则增厚并伴溃疡、周围肿大淋巴结的特征,考虑胃窦癌伴淋巴结转移可能,病理诊断为胃窦混合性腺神经内分泌癌,浸润全层。

　　病例 2　女,59 岁。主诉:进食哽噎感 2 月余,加重 1 周。查体:腹部压痛。横断位平扫 CT 图像示胃贲门壁局部不均匀增厚,表面凹凸不平(图 15-2A);横断位动脉期、静脉期 CT 图像示局部增厚胃壁呈明显不均匀强化,黏膜面强化为著,浆膜面光整,周围脂肪间隙清晰(图 15-2B、C);冠状位静脉期 CT 图像病灶范围清晰显示(图 15-2D)。病理示胃混合性腺神经内分泌癌(中分化腺癌+大细胞神经内分泌癌)(图 15-2E、F)。

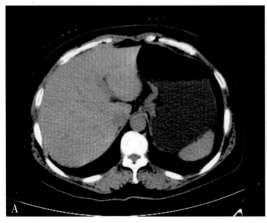
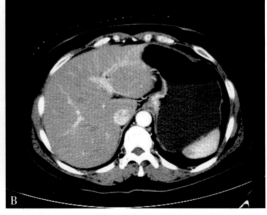

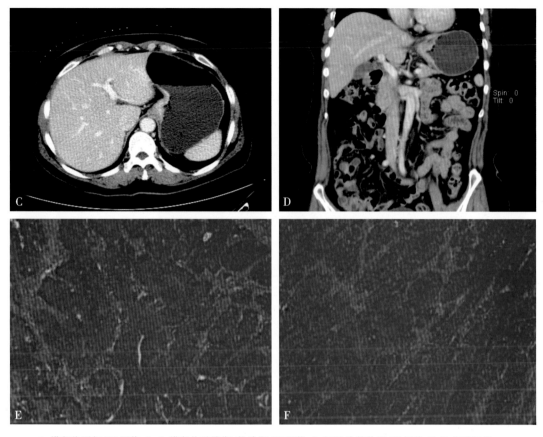

A. 横断位平扫 CT 图像；B、C. 横断位动脉期、静脉期 CT 图像；D. 冠状位静脉期 CT 图像；E、F. 病理图像

图 15-2　胃混合性腺神经内分泌癌 CT 及病理表现（病例 2）

诊断思路

59 岁女性，以"进食哽噎感 2 月余，加重 1 周"为主诉入院，查体：腹部压痛。提示上消化道疾病。结合患者临床表现及 CT 上胃壁不均匀增厚，增强扫描呈持续性强化的特征考虑胃癌，病理诊断为胃混合性腺神经内分泌癌。

病例 3　男，65 岁。主诉：发现胃占位 1 月余。查体：腹部压痛。横断位平扫 CT 图像示胃贲门壁不均匀增厚，密度均匀（图 15-3A）；横断位动脉期、静脉期 CT 图像示增厚胃壁分层结构消失，动脉期病灶全层呈中度均匀强化，静脉期呈渐进性明显强化（图 15-3B、C）；冠状位静脉期 CT 图像示病灶范围及贲门小弯侧肿大淋巴结清晰，且病灶浆膜面邻近脂肪间隙模糊（图 15-3D）。X 线造影显示贲门局部黏膜毛糙不整，可见不规则充盈缺损影（图 15-3E、F）。

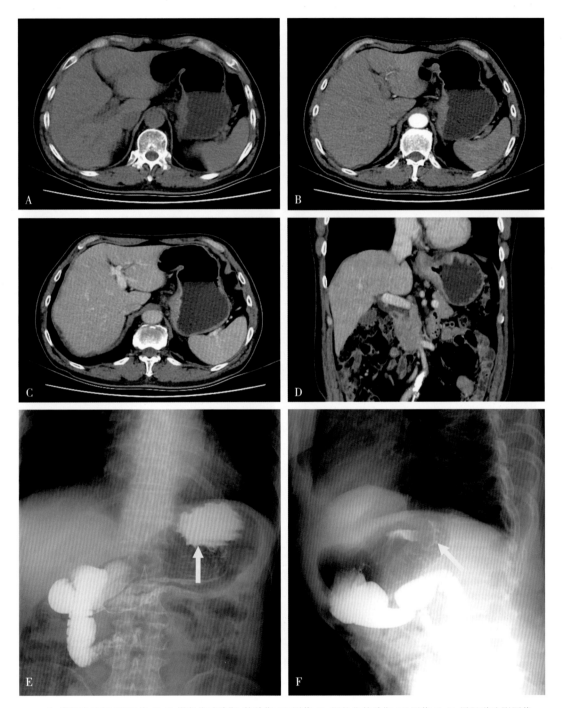

A. 横断位平扫 CT 图像；B、C. 横断位动脉期、静脉期 CT 图像；D. 冠状位静脉期 CT 图像；E、F. 胃肠道造影图像

图 15-3　胃混合性腺神经内分泌癌 CT 及 X 线造影表现

诊断思路 ▸▸▸

　　65 岁男性，以"发现胃占位 1 月余"为主诉入院，查体：腹部压痛。CT 诊断示胃贲门壁明显增厚，增强扫描呈持续性强化，X 线造影显示贲门部黏膜破坏伴充盈缺损。结合患者的临床表现及典型影像特征拟诊为贲门癌，经病理诊断为胃混合性腺神经内分泌癌。

病例 4　男,64 岁。主诉:消化不良伴贫血 3 个月。查体:腹部压痛。横断位平扫 CT 图像示贲门及邻近胃小弯侧胃壁局限性增厚,形态不规则,表面见溃疡形成(图 15-4A);横断位动脉期、静脉期及冠状位静脉期 CT 图像示病变动脉期呈明显不均匀强化,静脉期病灶则持续性强化(图 15-4B~D)。病理示胃混合性腺神经内分泌癌:腺癌,中分化;神经内分泌癌,G3 级(图 15-4E、F)。

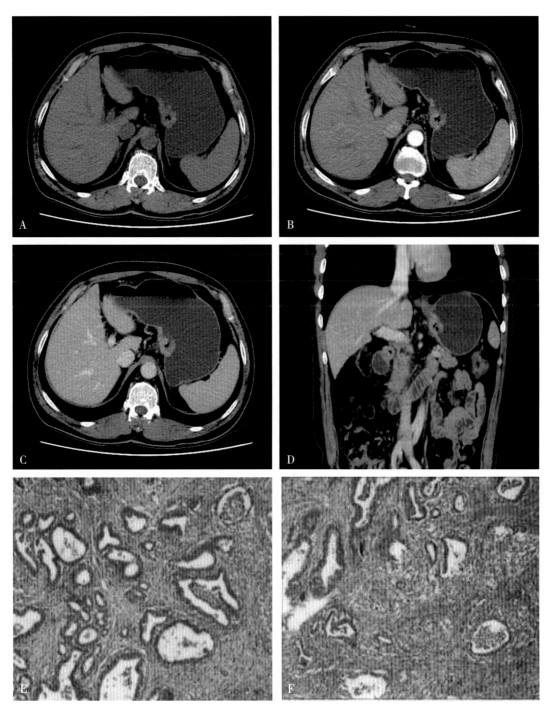

A. 横断位平扫 CT 图像;B、C. 横断位动脉期、静脉期 CT 图像;D. 冠状位静脉期 CT 图像;E、F. 病理图像

图 15-4　胃混合性腺神经内分泌癌 CT 及病理表现

诊断思路

64 岁男性,以"消化不良伴贫血 3 个月"为主诉入院,查体:腹部压痛。CT 图像示贲门及邻近胃体小弯侧胃壁局限性增厚,表面伴溃疡形成,增强扫描呈明显不均匀持续性强化。结合患者的临床表现、CT 图像上贲门处肿块的形态学特征及增强扫描特征,拟诊为贲门癌。术后病理确诊为胃混合性腺神经内分泌癌。

临床要点

胃混合性腺神经内分泌癌(mixed adenoneuroendocrine carcinoma,MANEC)临床罕见,在消化道恶性肿瘤中发病率仅为 0.3%,好发于老年男性,以贲门胃底部位多见。混合性腺神经内分泌癌由腺癌和神经内分泌癌以不同比例混合组成,且每种成分的占比都超过 30%。混合性腺神经内分泌癌中,两种肿瘤成分的组成方式有 3 种:①神经内分泌成分和外分泌成分出现在同一病变中独立的两个区域,二者界限清楚(复合性肿瘤或碰撞瘤);②两种肿瘤成分紧密、弥漫性混合存在,二者没有明显界限(混合性肿瘤);③单个肿瘤细胞呈外分泌和神经内分泌双重特征,具有双重免疫表型(双重分泌肿瘤或双性癌)。腺癌和神经内分泌癌的比例与 MANEC 预后有关,目前普遍认为神经内分泌成分是主导肿瘤不良预后的因素。

胃混合性腺神经内分泌癌的临床症状缺乏特异性,主要是腹部不适、腹胀、腹痛、黑便、食欲缺乏等,一般无皮肤潮红、自主神经功能紊乱、支气管哮喘等类癌综合征表现。治疗原则上是采取以手术治疗为主的综合治疗方法,术式与一般腺癌无区别,术后采用联合化放疗。生长抑素类似物(奥曲肽)已被用于中、晚期胃肠道神经内分泌肿瘤治疗,尤其对于已经转移的神经内分泌肿瘤,可有效地抑制肿瘤发展。

【影像学表现】

CT 表现:典型 CT 表现为胃壁节段性或局限性不规则增厚,平扫病灶呈均匀软组织密度,表面常伴溃疡形成,增强扫描表现为明显不均匀持续性或渐进性强化,较易发生淋巴结转移。

【鉴别诊断】

1. 胃腺癌　最主要是低分化腺癌,尤其是存在印戒细胞及细胞内外黏液时,局部伴有神经内分泌分化特征。然而,胃腺癌最常见于胃窦部,CT 增强扫描多呈明显不均匀渐进性强化,且部分进展期胃腺癌表现为弥漫性胃壁增厚(博尔曼Ⅳ型)。普通胃腺癌更倾向于向外浸润(包括胰、脾、肝及周围组织),在有明显外侵的情况下,诊断胃癌的可能性较大。

2. 大细胞神经内分泌癌　胃壁息肉样肿块、局限不规则增厚;等或稍低密度,多密度不均匀,囊变坏死常见,钙化少见;增强扫描典型者病灶早期呈明显强化,延迟期强化程度逐渐降低,可伴周围间隙侵犯。

3. 胃淋巴瘤　以胃壁增厚为特征,呈广泛性、阶段性或局灶性,增厚程度平均可达 4~5 cm,但尚具有一定的柔软性,不常侵犯邻近器官或使胃周脂肪层消失。增厚的胃壁密度均匀,增强扫描呈均匀强化,但强化程度略低;有时表现为局部肿块,伴或不伴有溃疡。继发性胃淋巴瘤还可有胃周及腹膜后淋巴结肿大、肝脾大等改变。仅从组织形态上不能明确诊断,免疫组化 CK 和 LCA 等免疫表型可协助鉴别诊断。

参考文献

[1] 王雨璐,梁盼,李爱云,等.胃混合性神经内分泌-非神经内分泌肿瘤 CT 表现及病理分析[J].放射学实践,2021,36(5):617-620.

[2] 李志彬,柯彬,孙琳,等.胃混合性腺神经内分泌癌临床病理特征分析[J].中国肿瘤临床,2017,44(19):953-957.

第十六章　胃肝样腺癌

病例1　女,52岁。主诉:胸部不适半年余。横断位平扫 CT 图像示胃小弯侧胃壁不规则增厚,最大厚度约 2.0 cm,部分突向胃轮廓外(图 16-1A);横断位动脉期、静脉期 CT 图像示胃黏膜连续性中断,病变胃壁浆膜面毛糙,肿块中度不均匀强化,动脉期、静脉期强化程度相当(图 16-1B、C);冠状位静脉期 CT 图像示肿块向胃腔内外突出,累及胃周脂肪间隙(图 16-1D)。胃镜示胃体"结节样"隆起,表面充血、糜烂,有渗血(图 16-1E)。病理示肝样分化区域血窦丰富,肿瘤细胞排列成条索状(图 16-1F)。

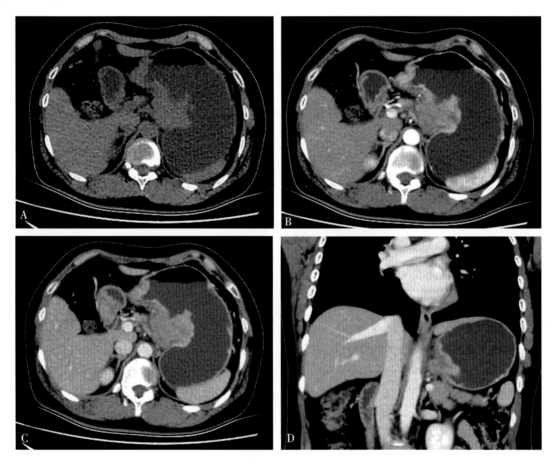

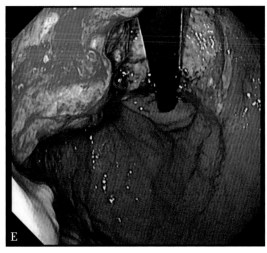
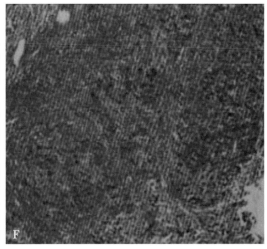

A. 横断位平扫 CT 图像；B、C. 横断位动脉期、静脉期 CT 图像；D. 冠状位静脉期 CT 图像；E. 胃镜图像；F. 病理图像

图 16-1　胃肝样腺癌 CT、胃镜及病理表现（病例 1）

诊断思路

52 岁女性，胸部不适半年多。CT 图像示胃小弯侧胃壁不规则增厚，累及胃周脂肪间隙，综合胃镜检查，可做出胃癌诊断。肿瘤体积较大，动静脉期强化程度相当，这种方式与普通胃癌表现不同。综合实验室检查，血清甲胎蛋白升高，AFP 为 2706.0 ng/mL，考虑胃肝样腺癌。值得注意的是，血清甲胎蛋白升高是肝样腺癌的重要特征，但不是必备特征。胃肝样腺癌是胃癌的一种亚型，是一种恶性程度高、浸润性强的特殊类型胃癌，应特别注意肝脏及其他部位是否具有转移灶。本例经病理证实为胃肝样腺癌，术后病理分期为 $T_{2b}N_0M_X$。

病例 2　女，64 岁。主诉：反酸，进食哽噎 1 月余。横断位平扫 CT 图像示贲门胃壁明显增厚（图 16-2A）；横断位动脉期和静脉期 CT 图像示肿块明显不均匀强化，表面凹凸不平，浆膜面模糊不清（图 16-2B、C）；冠状位静脉期 CT 图像示食管-贲门结合部管壁局限性增厚，肝胃间淋巴结肿大伴明显不均匀强化（图 16-2D）。胃镜示食管下端结节状隆起，表面糜烂，上覆污苔，累及贲门部（图 16-2E）。病理示肿瘤肝样成分区，肿瘤细胞呈"小梁状"排列或"实巢状"排列，由窦状毛细血管组成的狭窄纤维间质隔开（图 16-2F）。

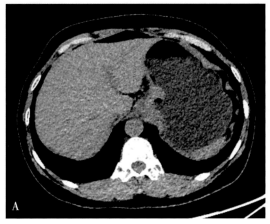
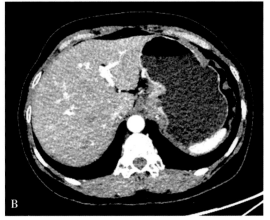

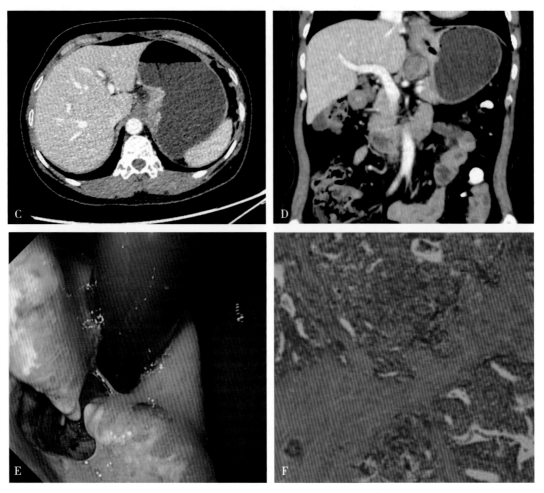

A. 横断位平扫 CT 图像；B、C. 横断位动脉期、静脉期 CT 图像；D. 冠状位静脉期 CT 图像；E. 胃镜图像；F. 病理图像

图 16-2　胃肝样腺癌 CT、胃镜及病理表现（病例 2）

诊断思路

64 岁女性，反酸、进食哽噎 1 月余。CT 图像显示食管-贲门结合部占位，肝胃间隙见异常肿大淋巴结影。胃镜示食管下端结节状隆起，表面糜烂，上覆污苔，管腔狭窄，贲门受累，考虑诊断为食管-贲门结合部癌。实验室检查，甲胎蛋白 59.60 ng/mL。最终经病理证实为部分肝样腺癌，部分肠母细胞性腺癌。混合型肝样腺癌的某些特征与单纯型肝样腺癌相似，但肿瘤大小、甲胎蛋白在单纯型肝样腺癌中更具特征性，需病理明确鉴别。

病例 3　男，75 岁。主诉：反酸，双下肢水肿、便秘 2 月余，HBsAg 阳性 1 月余。实验室检查：血红蛋白 72 g/L。横断位平扫 CT 图像示胃充盈欠佳，胃壁弥漫性增厚，胃小弯侧为著，胃壁僵硬，胃腔固定狭窄，形似皮革，肝内多发团块状低密度影（图 16-3A）；横断位动脉期、静脉期 CT 图像示胃壁动脉期和静脉期强化程度相当，肝胃间隙见肿大淋巴结，肝内病灶动脉期呈不均匀强化，静脉期强化较正常肝实质低，脾周、肝周可见积液影（图 16-3B、C）；横断位静脉期 CT 图像示门静脉管腔增粗,腔内见结节状低密度充盈缺损(图16-3D箭头所示)。胃镜示贲门部四壁巨大溃疡,上覆苔污秽,边界不清,齿状线受累(图16-3E、F)。肝活检病理示肝腺癌,形态与胃癌类似,肝转移灶内肿瘤细胞呈"小梁状"排列(图16-3G)。胃活检病理示原发性病变包括小管和肝样成分,诊断为胃肝样腺癌(图16-3H)。

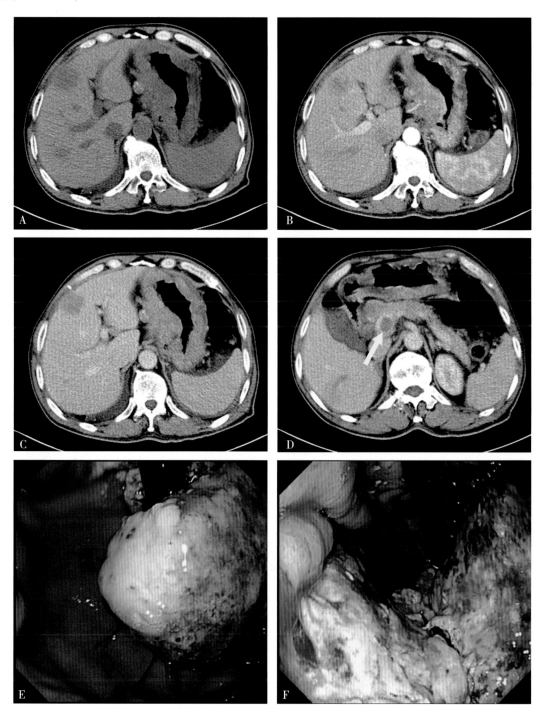

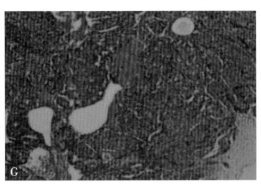
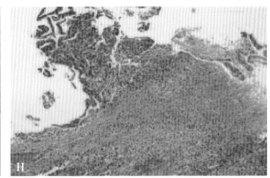

A.横断位平扫CT图像;B.横断位动脉期CT图像;C、D.横断位静脉期CT图像;E、F.胃镜图像;G、H.肝、胃病理图像

图16-3 胃肝样腺癌CT、胃镜及病理表现(病例3)

诊断思路

75岁男性,无明显诱因出现双下肢水肿、反酸、便秘。CT图像示胃壁弥漫性增厚,肝内多发占位,门静脉栓子形成。肝胃间隙多发肿大淋巴结。患者HBsAg阳性,腹水,门静脉栓子,要考虑到原发性肝癌的可能,然而在CT图像中,肝内多发性占位,却无主病灶,无肝硬化病史,因此,原发性胃癌伴肝转移的可能性大。综合活检病理结果,证实为胃肝样腺癌伴肝转移。胃肝样腺癌可出现门静脉栓子,但是通常不合并肝硬化,当合并肝硬化时,与原发性肝癌鉴别困难。

病例4 男,68岁。主诉:反酸,右上腹部疼痛10 d余。横断位平扫CT图像示胃贲门部一类圆形软组织肿块影,密度均匀,边界清,肝右叶见团块状低密度影(图16-4A);横断位动脉期、静脉期CT图像示贲门病变动、静脉强化程度相当,动脉期呈不均匀强化,静脉期强化较均匀,肝内病变强化不均,动脉期病灶内可见滋养动脉(图16-4B、C);冠状位静脉期CT图像示贲门肿块主要呈腔内生长,肝胃间隙可见明显强化的淋巴结(图16-4D)。胃镜示胃底结节状隆起,表面糜烂,上覆污苔(图16-4E)。胃术后病理证实为胃肝样腺癌(图16-4F)。

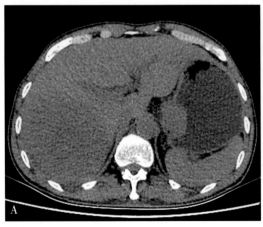
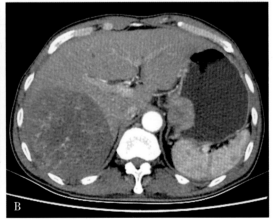

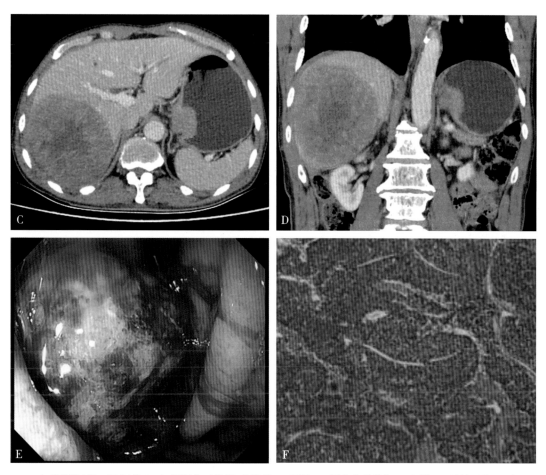

A. 横断位平扫 CT 图像；B、C. 横断位动脉期、静脉期 CT 图像；D. 冠状位静脉期 CT 图像；E. 胃镜图像；F. 病理图像

图 16-4　胃肝样腺癌 CT、胃镜及病理表现（病例 4）

诊断思路

68 岁男性，右上腹部持续性疼痛，肝区不适，食欲差。CT 图像示肝右叶占位，胃贲门肿块。考虑两种可能：①原发性肝癌，胃癌（肿块型）；②胃癌（肿块型），伴肝转移。肝脏单发性占位，首先考虑原发性肝癌，然而患者无肝硬化病史及征象，同时结合胃镜，考虑第二种可能。经病理证实诊断为胃肝样腺癌伴肝转移。

临床要点

肝样腺癌（hepatoid adenocarcinoma，HAC）是一种特殊类型腺癌，临床罕见，组织病理学特征与肝细胞癌（hepatocellular carcinoma，HCC）相似，常伴血清甲胎蛋白（alpha fetoprotein，AFP）升高。HAC 在肺、食管、十二指肠、空肠、结肠、胆囊、胰腺、肾上腺、腹膜、卵巢、子宫等多部位均可发生，胃亦可发生。胃肝样腺癌（hepatoid adenocarcinoma of the stomach，HAS）年发病率为 $0.58 \sim 0.83$ 例$/10^{6}$，易发生淋巴结及肝转移,预后明显不良。HAS 的临床特征不典型,组织病理特征与 HCC 相似。除病理检查外,只能通过影像学检查排除 HCC 转移才能诊断。

【影像学表现】

CT 表现:CT 可清晰显示胃肝样腺癌原发病灶、浸润范围、淋巴结转移及远处转移情况。在 CT 上多为偏心性,且常伴程度不一的出血、坏死。增强 CT 上常表现为轻度或中度不均匀强化,出血、坏死区密度增加不明显。当 HAS 发生转移时,局部胃腔外淋巴结肿大。肝转移灶多为多发灶,较少表现为单发灶,肿瘤伴有不同程度坏死,增强扫描大多数肝转移灶动态增强与 HCC 类似,动脉期明显强化而在门静脉期表现为轻度强化,强化不均,呈现延迟廓清的特点。

【鉴别诊断】

1. 肝细胞癌胃转移　少见且其转移病灶先侵及胃浆膜层,肝细胞癌原发病灶常表现为单发大结节,即使出现肝内转移,转移病灶也集中于原发病灶旁,且多伴肝硬化改变,并在 CT 动态增强扫描时呈典型"快进快出"特点。胃肝样腺癌多位于胃腔内,首先侵及胃表面黏膜,胃肝样腺癌发生肝转移时,肝转移灶常表现为在不同肝段分布的多发结节,转移病灶旁一般无肝硬化表现,并在 CT 动态增强扫描时无典型的"快进快出"特点,可见"牛眼征",常伴脉管瘤栓。

2. 普通胃癌　CT 可帮助鉴别 HAS 与普通胃癌。有研究显示,仅使用 CT 成像参数,HAS 的诊断敏感度与特异度分别可达 82.86% 和 90.91%;若联合血清 AFP 和 CEA 指标,灵敏度提高至 97.14%,特异度仍为 90.91%。CT 方面,能够准确区分 HAS 和普通胃癌的有价值的成像参数,包括最长短径、平均短径、肿大淋巴结数与病理上转移淋巴结数之比、病变动脉期 CT 值与门静脉期 CT 值之差、病变 CT 值与主动脉 CT 值之比等。

参考文献

[1]肖晓燕,黄文鹏,高剑波.胃肝样腺癌的临床影像特征和预后研究进展[J].临床放射学杂志,2022,41(4):785-788.

[2]陈建华,段青,孙斌.动态增强 CT 对胃肝样腺癌和普通腺癌的鉴别诊断价值[J].福建医科大学学报,2020,54(6):444-448.

[3]戴伟钢,刘大伟,吴晖,等.胃肝样腺癌临床病理特征及预后分析[J].中华普通外科杂志,2018,33(1):11-15.

[4]LIU X,SHENG W,WANG Y. An analysis of clinicopathological features and prognosis by comparing hepatoid adenocarcinoma of the stomach with AFP-producing gastric cancer[J]. J Surg Oncol,2012,106(3):299-303.

CT 新技术篇

第十七章 扫描方案

一、常规扫描方案

以 Revolution CT 为例。

1. 扫描范围 自膈顶扫描至脐部。

2. 扫描参数 管电压采用自动管电压选择技术(kV Assist),通常采用 100~120 kVp,管电流采用自动管电流调制技术,管电流范围设置为 50~500 mAs,噪声指数 NI 值为 10,探测器宽度为 80 mm,螺距 0.992:1,球管转速 0.5 s/r,扫描层厚 5 mm,层间距 5 mm,重建层厚、层间距均为 0.625~1.250 mm。

3. 注射方案 增强扫描采用双筒高压注射器以 2.5~3.0 mL/s 的流速注射碘对比剂,剂量为 1.2 mL/kg,后以相同的流速注射生理盐水 20 mL。

4. 增强扫描 动脉期扫描时间采用自动扫描触发装置 Smart Prep 技术监测膈肌水平腹主动脉,监测阈值为 150 Hu,达到阈值后延迟 12 s 开始扫描,于动脉期 30 s 后行静脉期扫描。

二、能谱扫描方案

1. 扫描范围 自膈顶扫描至脐部。

2. 扫描参数 管电压为 80~140 kVp 瞬时高速切换,管电流采用 CT 能谱智能匹配技术(GSI Assist),噪声指数 NI 值为 10,探测器宽度为 80 mm,可智能匹配患者扫描所需的转速、管电流;螺距 0.992:1,扫描层厚 5 mm,层间距 5 mm,重建层厚、层间距均为 0.625~1.250 mm。

3. 注射方案 增强扫描采用双筒高压注射器以 2.5~3.0 mL/s 的流速注射碘对比剂,剂量为 1.2 mL/kg,后以相同的流速注射生理盐水 20 mL。

4. 增强扫描 动脉期扫描时间采用自动扫描触发装置 Smart Prep 技术监测膈肌水平腹主动脉,监测阈值为 100 Hu,达到阈值后延迟 12 s 开始扫描,于动脉期 30 s 后行静脉期扫描。

三、双能量扫描方案

1. 扫描范围 自膈顶扫描至脐部。

2. 扫描参数 采用两套球管螺旋扫描,管电压分别为 100-Sn150 kVp,采用智能管电压 CARE kV 联合智能管电流 CARE Dose 技术,根据患者的定位像自动选择合适的管电流范围,参考范围 80~350 mAs,转速 0.5 s/r,螺距 0.6,重建图像层厚 1 mm,层间距 1 mm,图像采用 ADMIRE(Force 机型)迭代算法,Strength=3 重建或者采用 SAFIRE(Flash 机型或其他机型)迭代算法进行重建,同时自动分别重建低能级与高能级以及低能高能混合比为 0.6 的混合双能量图像,可在西门子后处理工作站 Syngo. via 图像后处理软件利用 CT Dual-Eenergy 软件后处理模块进行双能量参数图像分析,包括单能级图像、碘密度值图、有效原子序数图、有效原子序数融合图。

3. 注射方案 增强扫描采用双筒高压注射器以 2.5～3.0 mL/s 的流速注射碘对比剂,剂量为 1.2 mL/kg,后以相同的流速注射生理盐水 20 mL。

4. 增强扫描 动脉期扫描时间采用自动扫描触发装置 Smart Prep 技术监测膈肌水平腹主动脉,监测阈值为 100 Hu,达到阈值后延迟 12 s 开始扫描,于动脉期 30 s 后行静脉期扫描。

四、光谱扫描方案

1. 扫描范围 自膈顶扫描至脐部。

2. 扫描参数 管电压 120 kVp,管电流采用 DoseRight 自动管电流调节技术,DoseRight 指数 22,管电流范围设置为 100～400 mAs,探测器宽度为 40 mm,螺距 1.0,球管转速 0.5 s/r,扫描层厚 5 mm,层间距 5 mm,重建层厚、层间距均为 0.625～1.000 mm,自动生成相应光谱 SBI 数据。

3. 注射方案 增强扫描采用双筒高压注射器以 2.5～3.0 mL/s 的流速注射碘对比剂,剂量为 1.2 mL/kg,后以相同的流速注射生理盐水 20 mL。

4. 增强扫描 动脉期扫描时间采用自动扫描触发装置 Bolus Tracker 技术监测膈肌水平腹主动脉,监测阈值为 150 Hu,达到阈值后延迟 12 s 行动脉期扫描,达到阈值后延迟 42 s 行静脉期扫描。

五、胃一站式扫描方案

1. 扫描范围及扫描参数 取仰卧位,脚先进。扫描协议为一站式增强及灌注(CT Perfusion, CTP)成像模式,先行常规上腹部平扫[100 kVp,Smart mA 100～450,30% adaptive statistical iterative reconstruction-V(ASIR-V,全模型实时迭代重建技术)],范围自膈顶至双肾下极,确定病变位置后,以病变为中心进行一站式增强及灌注扫描。

2. 注射方案 采用高压注射器经左侧肘前静脉以 5 mL/s 的注射速率注入对比剂碘海醇,注射剂量为 1.2 mL/kg,再以同样的速率注入生理盐水 40 mL。

3. 能谱增强及灌注扫描 注射对比剂 5 s 后开始行一站式能谱增强及灌注扫描。具体方法如下:CTP 采用横断位扫描,管电压 100 kVp,管电流 100 mAs,70% pre-ASIR-V。每 2 s(曝光时间 0.5 s,间隔 1.5 s)采集 1 次图像,共采集 20 次。球管旋转时间 0.5 s,z 轴覆盖范围 160 mm,扫描层厚和层间隔均为 5 mm。能谱增强采用螺旋扫描,管电压 80～140 kVp,管电流 200 mAs,40% pre-ASIR-V,pitch 0.508。注射对比剂后第 28 秒及第 60 秒各采集 1 期,分别获得能谱动脉期及能谱静脉期图像,扫描范围同平扫,层厚和层间隔均为 5 mm。

4. 图像重建 将原始 20 期灌注图像联合双期能谱增强图像进行重建,分别获得层厚、层间距为 5 mm 及 1.25 mm 的 22 期灌注序列图像;平扫及双期增强图像均联合 50% post-ASIR-V 进行重建,重建层厚和层间距均为 1.25 mm,窗宽 220 Hu,窗位 40 Hu。

参考文献

[1]石明国,高剑波.能谱 CT 在血管成像中的临床应用[J].中国医疗设备,2016,31(7):6-8.

[2]王晓霜,吕艺,韩芳,等.能谱 CT 在肿瘤中的应用研究进展[J].中国医学计算机成像杂志,2020,26(1):81-84.

[3]罗春材,李涛,杨立.双层探测器能谱 CT 的特点及临床应用[J].中国医疗设备,2021,36(7):170-173.

第十八章　图像后处理及特点

一、能谱重建技术特点

(一)物质分离

经过高、低两组电压扫描的 X 线衰减的图像可以表达为两种基物质的密度图,这个过程就是物质分离(material separation)。任何结构或组织对 X 线的吸收都能通过两种基物质的吸收组合来表达。物质分离图像中的每一个体素反映了相应的物质密度信息,从物质密度图像上可以测量出每一个体素的密度,单位为 mg/mL。由此可见,能谱成像能够提供物质定量分析的能力。物质分离可以应用于以下几个方面。

1. 增强识别能力　能谱 CT 成像通过碘水物质分离可以产生碘基物质密度图像,通过增强期强化碘基图上的碘汇聚能力可以敏感地识别病灶的含碘对比剂的浓度变化,从而提供病灶有无强化的准确的诊断信息,同时也增大了病灶与周围组织间的对比度,有助于提高检测小病灶的能力。

2. 虚拟平扫　通过碘水分离后获得不含碘物质的水基图像类似于常规平扫图像,可以用于判别病灶内是否有钙化,或用于展示泌尿系的结石。此技术的应用可以减少扫描次数,从而降低扫描辐射剂量。

3. 碘钙分离　通过碘钙分离技术的应用,可以将含碘的对比剂和钙化灶区分开来,可以用于泌尿系结石的判别以及血管钙斑去除后管腔狭窄程度的评估等。

4. 组织灌注成像　在 CT 增强图像上,通过测量碘基图像上的碘浓度可以定量测定病灶的摄碘量,有效反映组织器官的血流动力学状态。

5. 放疗与化疗效果的评估　能谱 CT 成像不仅可以展示人体组织器官的形态学改变,还可以结合组织病理学研究,显示生物代谢的改变。通过碘水物质对中碘基物质密度图像上碘含量的测定,反映放疗与化疗前后血供的变化和治疗的效果。

(二)单能量图像

能谱成像能够测量出物质的 X 线衰减系数,并进一步将这种衰减的变化转化为会产生同样衰减的两种物质密度。通过使用这两种物质的质量吸收系数随能量变化的关系和密度值,就能计算出感兴趣物质在各个单能量点中对 X 线的吸收,从而实现单能量 CT 成像。单能量图像表示单一能量的 X 线光子照射物体所产生的图像,能够准确反映物质随 X 线能量的变化过程。通过最佳单能量水平的选择,可以获得比常规 CT 图像更高的图像质量、信噪比和对比度噪声比。单能量图像可以应用于以下几个方面。

1.优化解剖结构　能谱CT成像可以提供40～140 keV共101种单能量图像,通过调节X线能量水平(keV)可以获取组织结构显示的最佳对比度噪声比。

2.去除伪影　能谱CT成像所产生的单能量图像消除了常规CT图像硬化伪影的弊端,能够在颅脑成像、颅内动脉瘤栓塞术后获得良好的成像效果,为临床提供有效信息。

3.显示阴性结石　不同单能量水平下胆囊阴性结石显示的密度不同。随着能量水平的增高,结石的密度从低密度至等密度,再从等密度至高密度,这种密度变化方式有助于胆囊阴性结石的鉴别。

4.图像融合　通过图像融合(image fusion)技术,可以将不同水平的单能量图像进行整合,重组出兼具不同水平单能量图像优点的图像,可以用于病灶的检测和细微结构的显示,同时也不降低图像质量。

5.血管优化成像(vascular optimized imaging)　不同于常规CT只能提供单一kVp下的混合能量图像,能谱CT成像可以提供101种keV的单能量图像。通过选择显示血管的最佳单能量图像,可以提高血管显示的对比度,很好地显示常规CT条件下显影不佳甚至未见显影的血管。

(三)能谱曲线

CT成像可以显示不同病变和人体组织随keV变化而变化的X线衰减系数,从而产生反映不同病变和人体组织特征性的能谱曲线(spectral curve)。随着keV的变化,不同单能量图像间组织结构对比不同,不同组织结构和同一组织结构的不同细节均发生改变。能谱曲线反映了物质的能量衰减特性,从物理学角度来讲,每一种物质都具有其特有的能谱曲线,所以从医学的角度可推断出不同的能谱曲线代表不同的结构和病理类型。

(四)有效原子序数

有效原子序数(effective atomic number)是从原子序数中引申发展而来的一个概念。如果某元素对X线的质量衰减系数与某化合物或混合物的质量衰减系数相同,该元素的原子序数就是某化合物或混合物的有效原子序数。能谱CT的高压瞬切技术及独特的宝石探测器可以完美地消除线束影伪影,实现在原始数据空间层面进行物质解析,从而得到真实的物质X线衰减曲线,然后通过曲线计算有效原子序数,可用于进行物质检测、鉴别及物质分离。

二、双能量重建技术特点

(一)单能谱图和能谱曲线

单能谱图描述的是图像在不同的keV下的表现。能谱曲线是指某一感兴趣区域的衰减随光子能量的变化而发生改变的曲线。通过双能扫描,可以虚拟计算出物质在各个单能量下的CT值,从而生成单能谱图和能谱曲线。由于碘对比剂等高原子序数的物质对低能量的X光子的吸收能力强,所以在低能量的单能谱图中,对比剂增强的血管和病灶等组织拥有比普通单能扫描下更好的对比度,可以用来优化显示病灶。但是由于低能量的X光子穿透能力小,低能量单能谱图的图像噪声一般会比普通单能扫描要高。因此,使用单能谱强化病灶时,并不是X光子能量越低越好;而是需要根据病灶和发病部位的不同,选择合适的 keV 值来平衡对比度和噪声。根据高能量 X 光子穿透能力强的特点,高能量单能谱图常被用来消除金属伪影。根据能谱曲线的曲线形态可以区分脂性物质和非脂性物质。能谱曲线的形态主要受到病灶内碘浓度的影响,所以能谱曲线能够在一定程度上反映病灶的增强状况。

(二)双能指数

双能指数是一种较为直观的根据双能 CT 数据获取物质信息的方法。双能指数目前可用于分析非增强状态下的物质,主要是在扫描时间内较为稳定的物质。当有对比剂存在时,组织的双能量 CT 指数会增大,且与对比剂浓度成正比;但是由于对比剂在人体内随血液流动,不同器官、不同时间的对比剂浓度会一直改变,所以无法依靠一个确定数值或者阈值来进行鉴别。由于肿瘤在延迟期内对比剂的变化较慢,因此双能指数可用于鉴别肿瘤活性。

(三)双能量 CT 物质鉴别算法

双能量 CT 物质鉴别算法的基本原理就是根据不同物质在高低能量下衰减变化的不同来鉴别物质。双源 CT 系统从一次扫描中可以获得组织的高低千伏图像,并依此生成一个 CT 值二维图。双能量 CT 物质鉴别算法可以分离碘和骨、尿酸盐结石和非尿酸盐结石、肌腱和软骨等。CT 值二维图中不同分离物质的分割线的信息(即其斜率),可以事先通过离体试验和物理测定获得。

(四)双能量 CT 三物质分离算法

使用 CT 值二维图,不仅可以定性鉴别物质,还可以准确地定量获得特定物质(对比剂)的浓度信息。所谓的三物质分离算法,就是假设组织由三种不同的物质组成,对于增强状态下的肝脏,假设其 CT 信号由软组织、脂肪和碘对比剂的信号组成;对于有肝铁沉积的肝,假设其扫描下的 CT 信号由软组织、脂肪和铁的信号组成;对于增强状态下的肺部,假设其 CT 信号由肺泡组织、空气和碘对比剂的信号组成。这样,三物质分离算法相对于两个基物质假设更加灵活,并且可以根据不同器官的实际情况来调整基物质的选择,提高计算的准确性。

三、光谱重建技术特点

(一)光谱基数据

光谱基数据(spectral base images,SBI)包含在重建光谱应用程序中任何光谱结果的光谱数据。SBI 允许即需即查任何光谱结果,无须在主机上重建单独的光谱序列。

(二)虚拟单能级图像

虚拟单能级图像(Mono E)相当于单一能量 X 线成像,能量范围为 40 ~ 200 keV,共 161 个能级,以 Hu 为单位。低能级图像可使碘对比剂及碘对比剂组织增强显示,高能级图像可减少体内金属异物、碘对比剂等的线束硬化伪影。

（三）无水碘图

无水碘图（iodine no water）表示所显示组织的碘浓度含量，以 mg/mL 为单位。增加碘组织的可视化效果。

（四）碘密度图

碘密度图（iodine density）具有量化碘对比剂增强效果以及提高碘对比剂增强组织中碘的可视化效果，以 mg/mL 为单位。

（五）有效原子序数图

有效原子序数图（Z Effective）利用 X 线的衰减可以对未知元素的原子序数进行计算。基于此原理，并对于不同组织以不同色阶染色，对感兴趣区组织进行有效原子序数值的定量分析对比，提高组织显示可视化及定量参数。

（六）钙抑制图

钙抑制图，基于对物质的识别和抑制，组织中的含钙体素被虚拟的 CT 值替代，无限接近于组织没有钙衰减时的 CT 值。可以根据目标含钙量的多少选择合适的钙抑制指数 X，指数范围为 $25 \sim 100$。

（七）电子密度

电子密度（electron density）显示各体素多对应的电子密度的相对值分布图，以［％EDW］为单位，是和水的电子密度的比值。其测量结果乘以水的电子密度 3.34×10^{29} electrons/m^3 即为绝对电子密度值。临床应用于放疗规划、质子治疗、CT 诊断等。

（八）尿酸图

尿酸图（uric acid chart）基于对尿酸的识别，只显示含有尿酸的组织，不含尿酸的组织被替换为-1 024 Hu（显示为黑色）。

（九）去尿酸图

去尿酸图（uric acid removed chart）只显示不含尿酸的组织，与尿酸图形成互补。

（十）对比增强结构图

对比增强结构（contrast-enhanced structures）图显示所有含碘对比剂的软组织体素，与 70 keV Mono-E 图像保持一致。骨骼及钙化结构体素 CT 值等同于-1 024（显示为黑色），帮助更好地显示血管和管腔结构。

（十一）碘去除图

碘去除图（iodine remove）显示所有不含碘对比剂的体素，与 70 keV Mono-E 图像保持一致。包含碘对比剂的体素 CT 值等同于-1 024(显示为黑色),帮助去除增强结构。

(十二)虚拟平扫图像

虚拟平扫图像将除碘化组织外的所有组织均以其原始 CT 值表示,碘化像素被识别,并被与其无对比剂增强的 CT 值尽可能类似的虚拟 CT 值所替换,从而生成类似于真实平扫的图像。以 Hu 为单位。

(十三)光谱曲线

光谱曲线是指(感兴趣区域的)CT 值,在单能级 40~200 keV 能量范围内变化的分布。曲线可显示感兴趣区域在每个能量水平下的衰减,以及在能量范围内的总体分布。每个感兴趣区域都会用与感兴趣区域颜色匹配的不同的色彩绘制。

(十四)直方图

直方图(histogram)默认显示感兴趣区域组织在单能级 40~200 keV 能量范围内的分布情况,X 轴显示 CT 值的范围,Y 轴显示频率。直方图支持任何光谱结果作为 X 轴来绘制显示。

(十五)散点图

散点图(scatter plot)显示感兴趣区域中两个变量的关系。感兴趣区域可绘制为任意两个不同光谱结果的一组对比值。据此生成的图显示为散射的点,每个点代表两个轴上的各一个值。

参考文献

[1]高洋.双能 CT 图像重建算法研究[D].重庆:重庆大学,2012.

[2]陈丽媛,李斌,李永清.双能 CT 技术及能谱估计算法研究[C].第二届射线成像新技术及应用研讨会论文集,2018:1-5.

[3]田士峰,刘爱连.双能 CT 虚拟平扫进展及临床应用[J].国际医学放射学杂志,2014,37(1):54-57.

[4]张宗军,卢光明.双源 CT 原理与临床应用[J].医疗卫生装备,2007,28(10):57-58.

第十九章　病例呈现

病例 1　男,胃壁黏膜增厚(胃腺癌)。胃腺癌能谱 CT 图像如图 19-1。

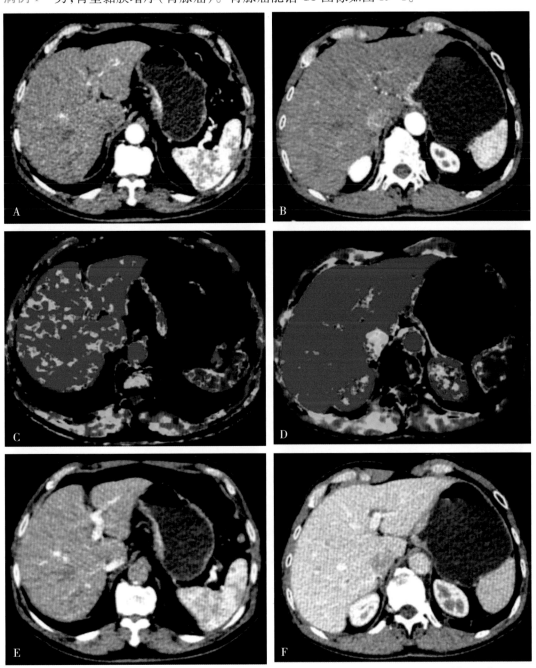

A.横断位动脉期 CT 图像;B.横断位动脉期 CT 图像;C、D.有效原子序数图像;E、F.50 keV 单能级图像

图 19-1　胃腺癌能谱 CT 表现

病例2 女,56岁,胃小弯处占位(胃间质瘤)。横断位碘密度图像,对病变部位血供情况提供定量分析(图19-2A)。横断位虚拟平扫融合图像,使增强图像去除碘的影响(图19-2B)。横断位有效原子序数图像,病变部位组织伪彩图与周围正常组织对比鲜明(图19-2C)。横断位50 keV 单能级图像,可见胃小弯处团块状软组织密度影,增强扫描呈轻中度不均匀强化(图19-2D)。单能级图像 ROI 分析,自动获取能谱曲线(图19-2E~H)。

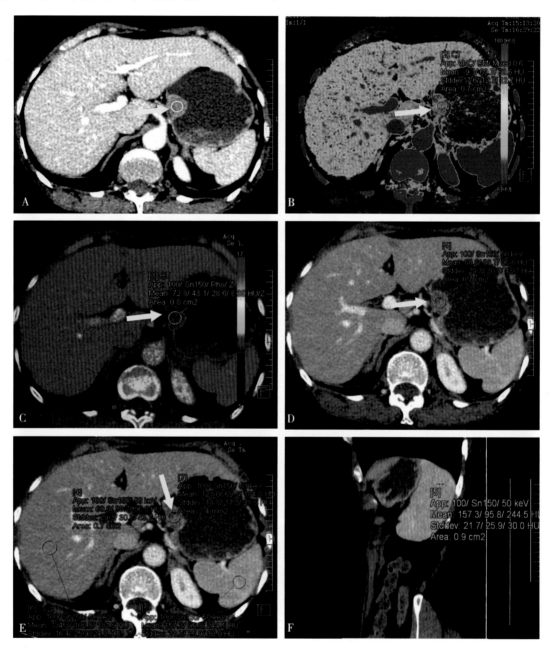

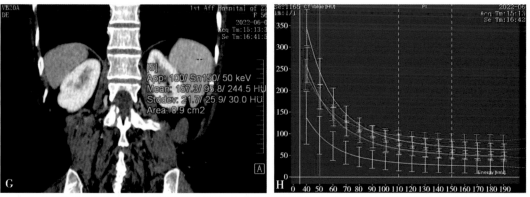

A. 横断位碘密度图像；B. 虚拟平扫融合图像；C. 有效原子序数图像；D. 50 keV 单能级图像；E、F. ROI 示意图；H. 能谱曲线图

图 19-2　胃间质瘤能谱 CT 表现

病例 3　男，70 岁，胃体占位（胃腺癌）。传统增强 CT 图像，胃大弯侧壁不规则增厚（图 19-3A）。45 keV 单能级图像，病变组织与正常组织的对比增加，可见浆膜面毛糙，胃体周围肿大淋巴结（图 19-3B）。物质分离图像（碘-水），反映组织碘对比剂含量情况（图 19-3C）。单能级图像 ROI 分析直方图，可定量分析病灶强化程度（图 19-3D）。物质分离图像（水-碘），病灶较邻近实质强化程度高（图 19-3E）；冠状位单能级图像与有效原子序数融合图像，病变部位组织伪彩图与周围正常组织对比鲜明（图 19-3F）；横断位单能级图像与有效原子序数融合图像，病变部位组织伪彩图与周围正常组织对比鲜明（图 19-3G）；物质分离散点图；反映病灶与正常组织 ROI 内碘-水浓度分布显示（图 19-3H）。

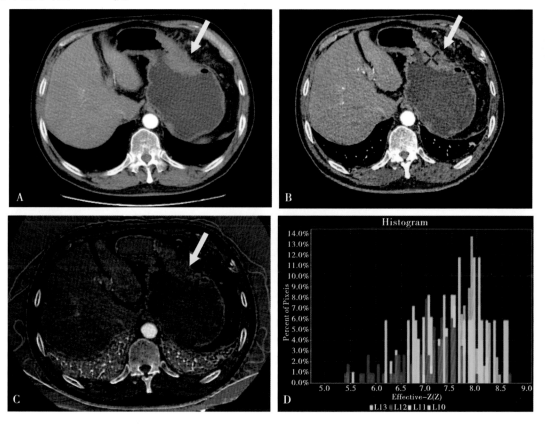

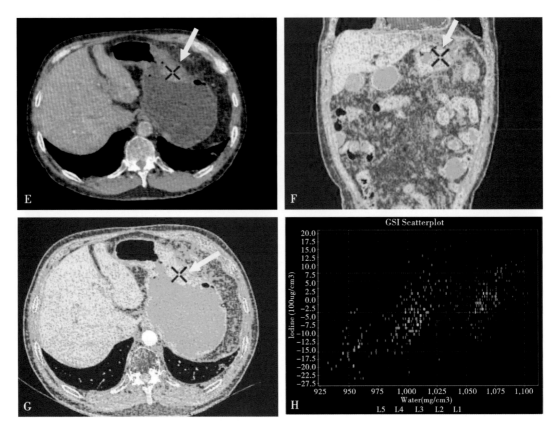

A.横断位动脉期 CT 图像;B.45 keV 单能级图像;C.碘(水)基物质图像;D.单能级图像 ROI 分析直方图;E.水
(碘)基物质图像;F、G.单能级图像与有效原子序数融合图像;H.物质分离散点图

图 19-3 胃腺癌能谱 CT 表现

病例4 男,81 岁,食管下段贲门处胃壁增厚(食管-贲门癌)。传统 CT 图像,可见食管-贲门壁
增厚,中度强化(图 19-4A、B)。40 keV 单能级图像,病变组织与正常组织的对比增加(图 19-4C)。
诸光谱重建获取的伪彩图使病变与周围正常组织对比鲜明(图 19-4D ~ H)。对组织进行 ROI 分析
获取光谱曲线,了解组织成分特征(图 19-4I ~ K)。

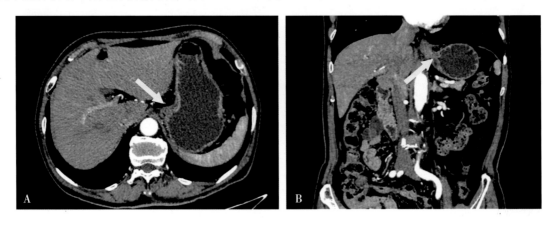

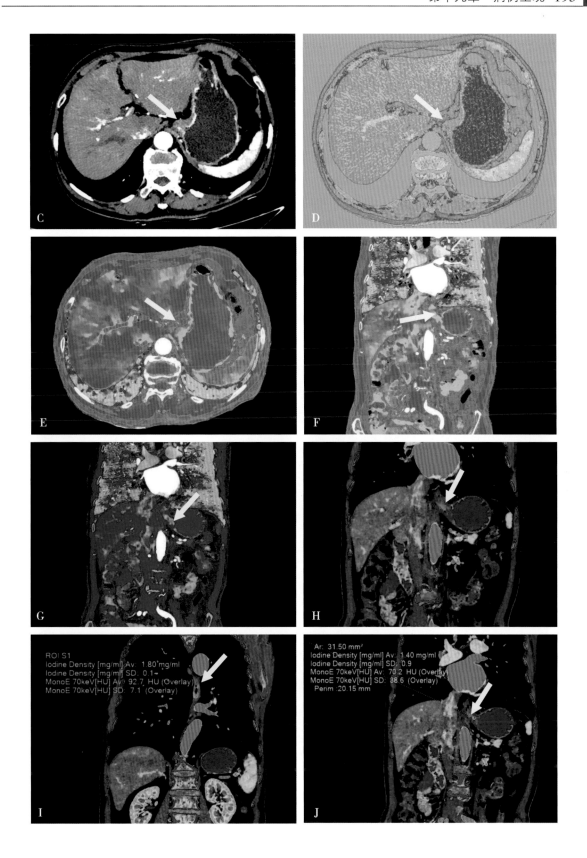

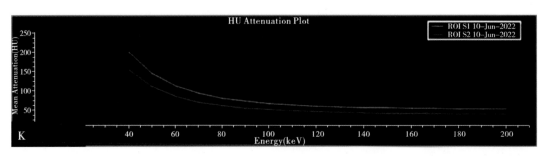

A、B. 横断位、冠状位动脉期 CT 图像；C、D. 40 keV 单能级图像；E、F. 有效原子序数图像；G. 碘密度与有效原子序数融合图像；H. 冠状位碘密度图–单能级融合图像；I、J. ROI 示意图；K. 光谱曲线图

图 19-4 食管–贲门癌光谱 CT 表现

病例 5　女，63 岁，胃大弯间质瘤。横断位平扫 CT 图像，可见胃充盈可，壁不厚（图 19-5A）。横断位增强图像，可见胃大弯侧类圆形高密度影（图 19-5B）。横断位与冠状位有效原子序数图像，病变部位组织伪彩图与周围组织对比鲜明（图 19-5C、D）。单能级图像 ROI 分析，自动获取能谱曲线（图 19-5E、F）。

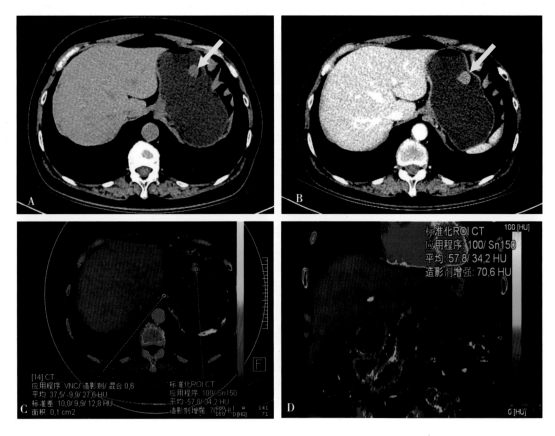

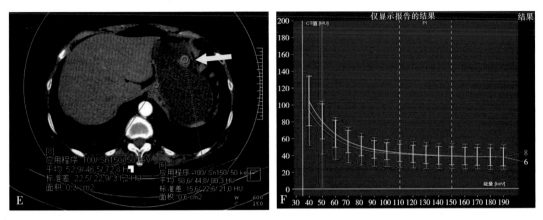

A.横断位平扫 CT 图像;B.横断位动脉期 CT 图像;C、D.有效原子序数伪彩图;E.ROI 示意图;F.能谱曲线图

图 19-5　胃大弯间质瘤双源 CT 表现

病例 6　男,31 岁,胃窦部壁厚(弥漫大 B 细胞淋巴瘤)。传统增强 CT 图像,胃窦部壁稍厚,呈轻度强化影(图 19-6A、B)。49 keV 单能级图像,提高病灶的检出率,更加清晰地显示病变内部特征(图 19-6C)。冠状位,单能级图像与有效原子序数融合图像,使病变部位组织的伪彩图与周围组织对比鲜明(图 19-6D)。物质分离图像(水-碘)利用物质分离技术获得水基图(图 19-6E)。物质分离图像(碘-水)(图 19-6F),使强化组织显示更加明显。在单能级图像对病变进行 ROI 分析,获取物质分离散点图,能谱曲线图与直方图(图 19-6G ~ J)。

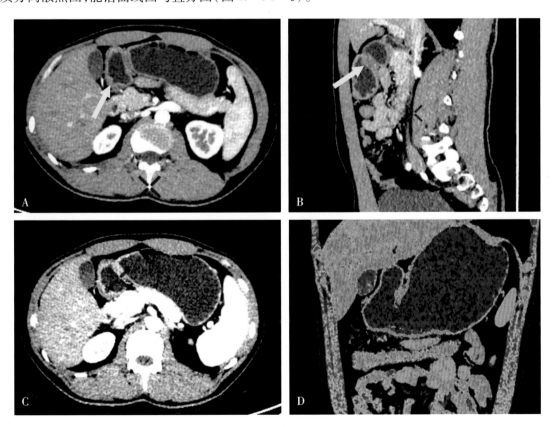

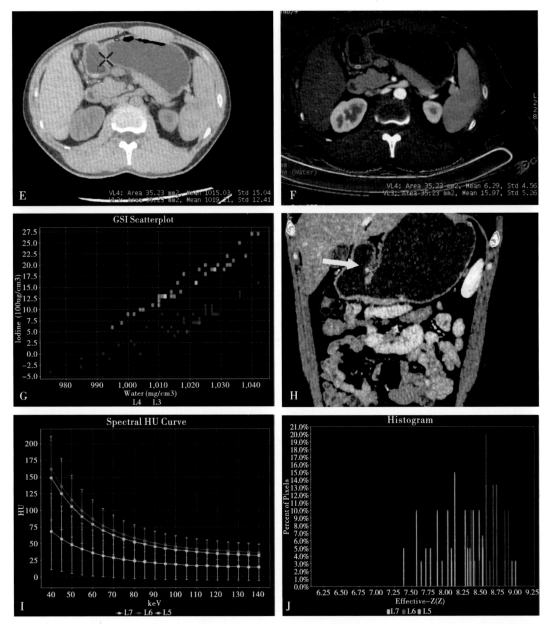

A. 横断位动脉期 CT 图像；B. 矢状位动脉期 CT 图像；C. 49 keV 单能级图像；D. 单能级与有效原子序数融合图；
E. 水（碘）基物质图；F. 碘（水）基物质图；G. 物质分离散点图；H. ROI 示意图；I. 能谱曲线图；J. 有效原子序数直方图

图 19-6　胃 B 细胞淋巴瘤能谱 CT 表现

病例7　女,66 岁,胃窦部黏膜慢性炎。传统增强 CT 图像,胃窦部胃壁不规则增厚,呈中度不均匀强化,浆膜面毛糙,胃窦腔狭窄,小网膜囊及胃窦周围可见多发小淋巴结,大网膜呈"污垢状"改变(图 19-7A、B)。44 keV 单能级图像,提高病灶的检出率,更加清晰地显示病变内部特征(图 19-7C)。单能级与有效原子序数融合图像的伪彩显示使病变部位的组织与周围组织对比鲜明(图 19-7D)。物质分离图像提供病变定量信息(图 19-7E、F)。单能级图像上 ROI 分析获取物质分离散点图、能谱曲线图与直方图(图 19-7G~J)。

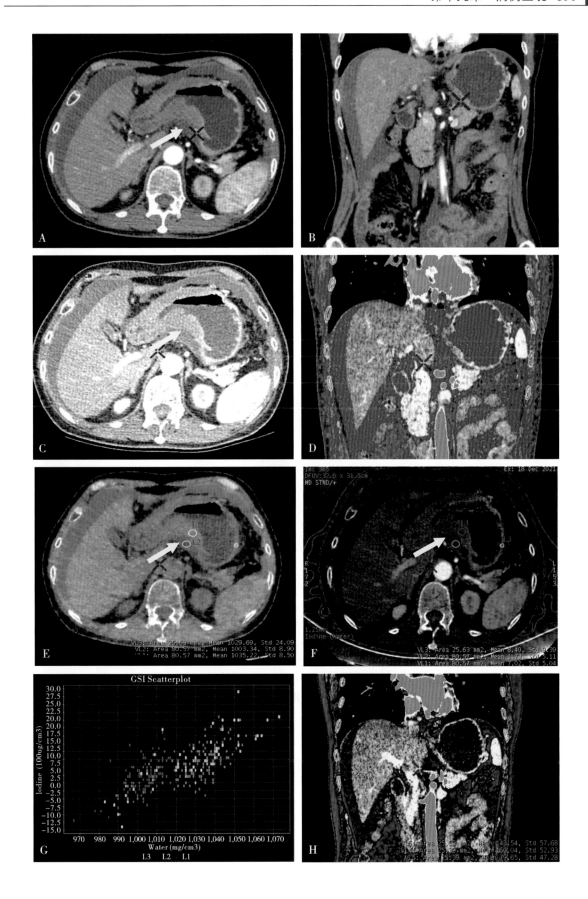

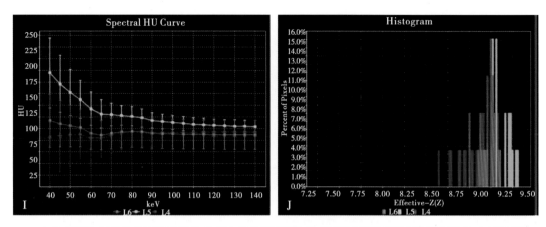

A、B. 横断位、冠状位动脉期 CT 图像；C. 44 keV 单能级图像；D. 单能级与有效原子序数融合图；E. 水（碘）基物质图；F. 碘（水）基物质图；G. 物质分离散点图；H. ROI 示意图；I. 能谱曲线图；J. 有效原子直方图

图 19-7　胃黏膜慢性炎能谱 CT 表现

病例 8　男，71 岁，食管下段贲门壁增厚（食管-贲门小细胞型神经内分泌癌）。图 19-8 为食管-贲门小细胞型神经内分泌癌的能谱 CT 图像。

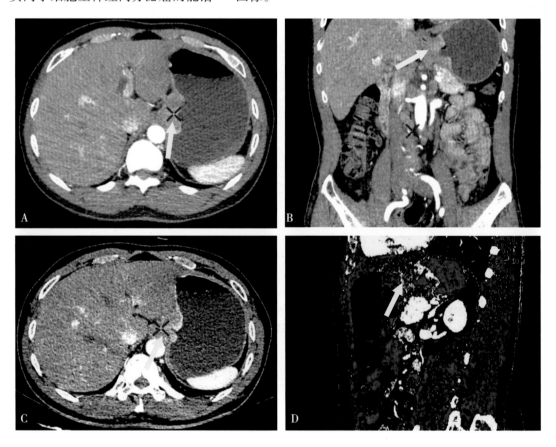

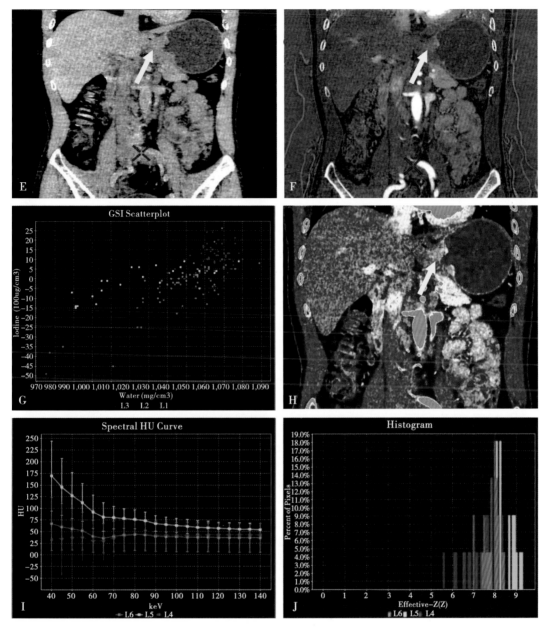

A、B. 横断位、冠状位动脉期 CT 图像；C. 45 keV 单能级图像；D. 单能级与有效原子序数融合图；E. 水（碘）基物质图；F. 碘（水）基物质图；G. 物质分离散点图；H. ROI 示意图；I. 能谱曲线图；J. 有效原子序数直方图

图 19-8　食管–贲门小细胞型神经内分泌癌能谱 CT 表现

病例 9　女, 80 岁, 胃窦部胃壁稍厚（慢性胃炎）。胃窦部慢性胃炎的能谱 CT 图像如图 19-9 所示。

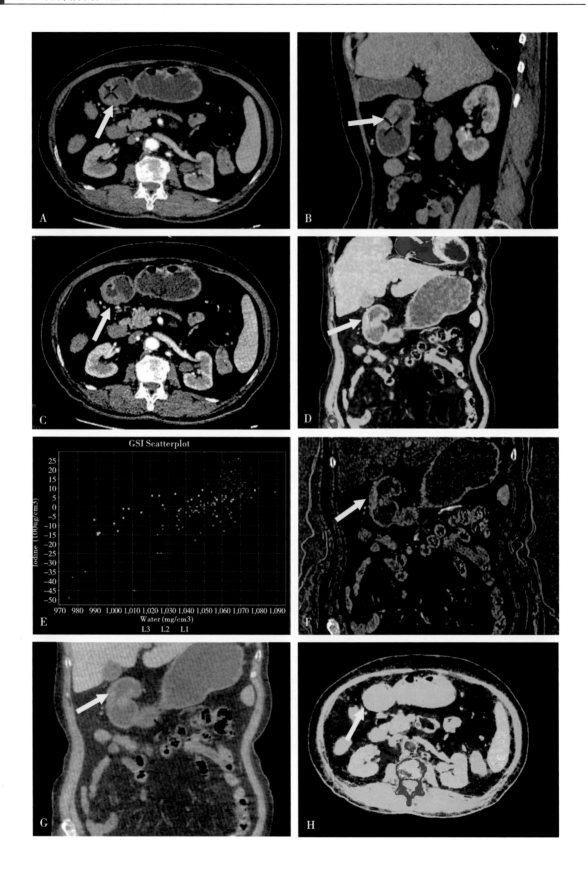

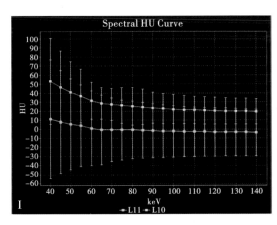
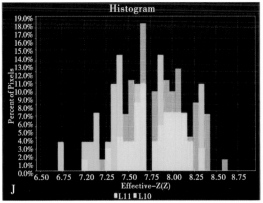

A、B. 横断位、矢状位动脉期 CT 图像;C. 44 keV 单能级图像;D. 单能级与有效原子序数融合图;E. 物质分离散点图;F. 碘(水)基物质图;G. 水(碘)基物质图;H. ROI 示意图;I. 能谱曲线图;J. 有效原子序数直方图

图 19-9　胃窦部慢性胃炎能谱 CT 表现

病例 10　男,46 岁,贲门及胃小弯壁增厚(胃癌)。传统 CT 图像,可见胃小弯局部壁增厚,增强明显强化(图 19-10A、B)。51 keV 单能级图像,病变组织与正常组织的对比增加(图 19-10C)。40 keV单能级与传统 CT 图像融合图,由于与周围正常组织的对比增加使病变部位表现突出,提高病灶的检出(图 19-10D)。横断位、冠状位有效原子序数图,病变部位组织伪彩图与周围正常组织对比鲜明(图 19-10E ~ F),并进行光谱 ROI 物质分析获取光谱曲线(图 19-10G)。

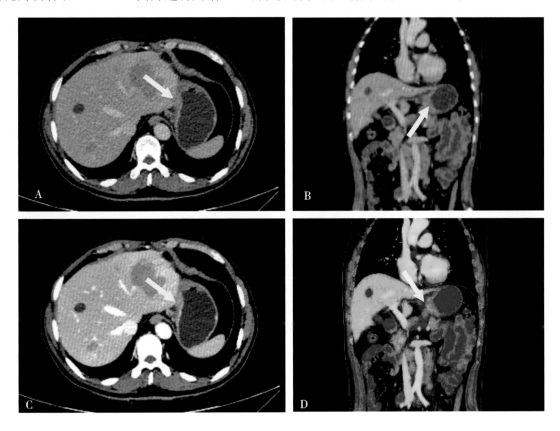

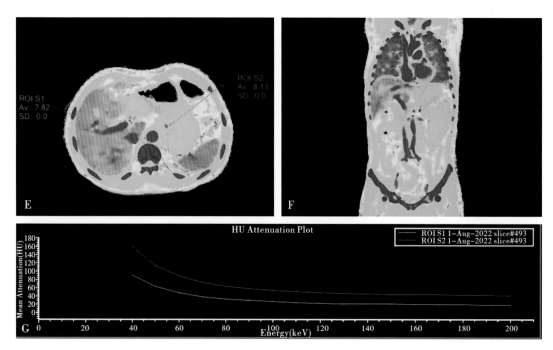

A、B. 横断位、冠状位静脉期 CT 图像;C. 51 keV 单能级图像;D. 40 keV 单能级伪彩图;E、F. 有效原子序数图;G. 光谱曲线图

图 19-10　胃癌光谱 CT 表现

　　病例 11　女,46 岁,胃壁增厚(胃腺癌)。传统 CT 图像,可见胃部壁增厚,增强明显强化(图 19-11A、B)。54 keV 单能级图像,病变组织与正常组织的对比增加(图 19-11C)。单能级与传统 CT 图像融合图病变部位组织伪彩图与周围正常组织对比鲜明,提高病灶的检出(图 19-11D)。横断位、冠状位有效原子序数图,病变部位组织伪彩图与周围正常组织对比鲜明(图 19-11E ~ F),并进行光谱 ROI 物质分析获取光谱曲线(图 19-11G)。

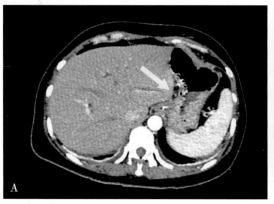
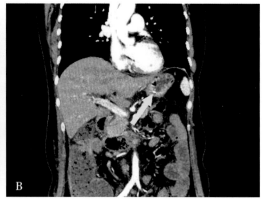

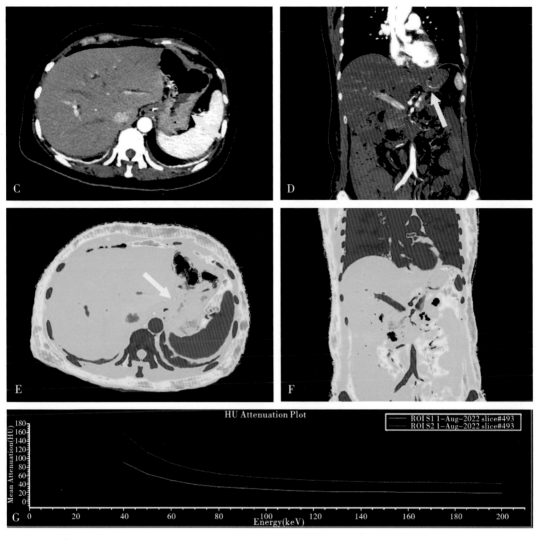

A、B. 横断位、冠状位动脉期 CT 图像；C. 54 keV 单能级图像；D. 单能级伪彩图；E、F. 有效原子序数图；G. 光谱曲线图

图 19-11　胃腺癌光谱 CT 表现

病例 12　男,48 岁,胃窦及胃角壁增厚(胃腺癌)。55 keV 单能级图像,可见胃窦及胃角壁增厚,增强扫描明显强化(图 19-12A、B)。物质分离图像(碘-水),反映组织碘对比剂含量情况(图 19-12C)。物质分离图像(水-碘),利用物质分离技术获得水基图(图 19-12D)。物质分离散点图,反映 ROI 内碘-水物质浓度分布(图 19-12E)。横断位,单能级图像与有效原子序数融合图像,病变部位组织伪彩图与周围组织对比鲜明,提高病灶的检出率(图 19-12F)。在单能级图像与有效原子序数融合图像进行 ROI 分析,获得能谱曲线图(图 19-12G)与直方图(图 19-12H)。

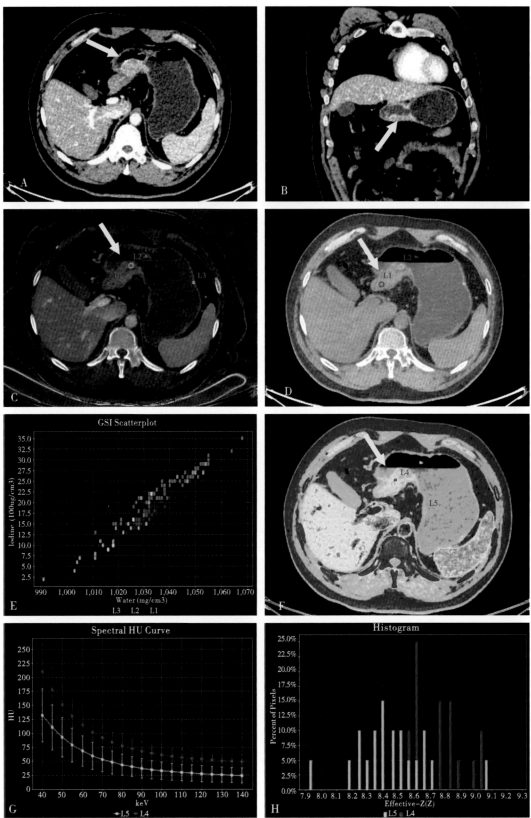

A、B. 55 keV 单能级图像；C. 碘（水）基物质图；D. 水（碘）基物质图；E. 物质分离散点图；F. 单能级与有效原子序数融合图；G. 能谱曲线图；H. 有效原子序数直方图

图 19-12　胃腺癌能谱 CT 表现

病例 13　女,61 岁,胃占位性病变(胃腺癌)。横断位传统增强 CT 动脉期图像,可见胃十二指肠肠壁不规则增厚,增强见强化影(图 19-13A、B)。传统增强 CT 静脉期图像,胃充盈可,增强扫描明显强化(图 19-13C、D)。55 keV 单能级图像,提高病灶的检出率,更加清晰地显示病变内部特征(图 19-13E、F)。物质分离图像,利用物质分离技术获得水基图(水-碘)(图 19-13G)。物质分离图像(碘-水),使强化组织显示更加明显(图 19-13H),进行 ROI 分析,获得物质分离散点图(图 19-13I)。单能级图像与有效原子序数融合图像(图 19-13J),病变部位组织伪彩图与周围组织对比鲜明,进行 ROI 分析,获得能谱曲线图(图 19-13K)与直方图(图 19-13L)。原始横断位图,可见胃壁明显扫描(图 19-13M)。表面通透性(permeability surface,PS)图,反映胃肿瘤组织内部毛细血管内皮间隙的通畅情况(图 19-13N)。血容量(blood volume,BV)图像,即血容量(图 19-13O)。平均通过时间(mean transmit time,MTT)图像,即对比剂平均通过时间(图 19-13P)。血流量(blood flow,BF)图像,即血流量(图 19-13Q)。峰时(time to peak,TTP)图像,即对比剂达峰时间(图 19-13R)。

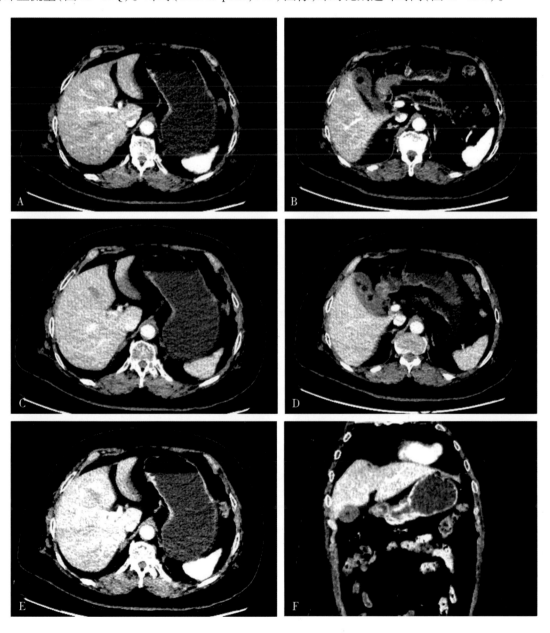

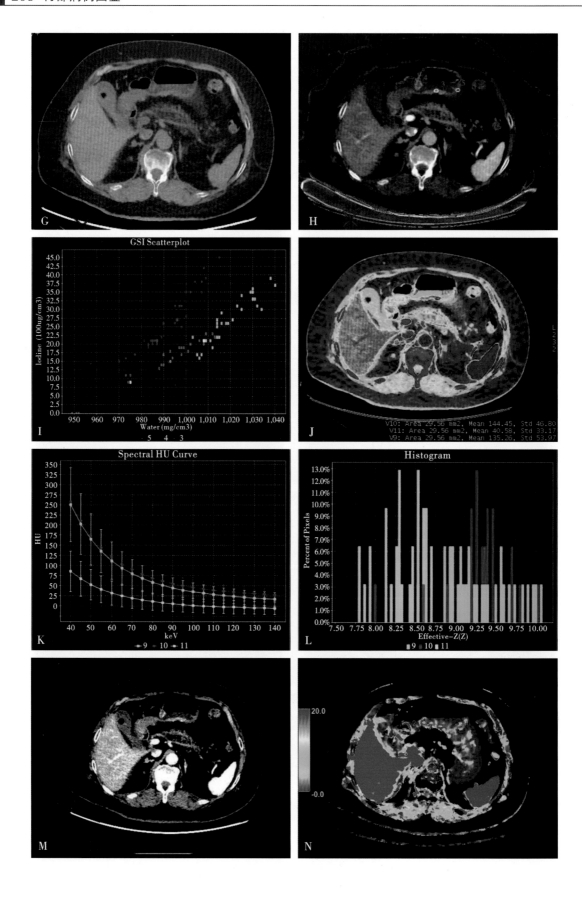

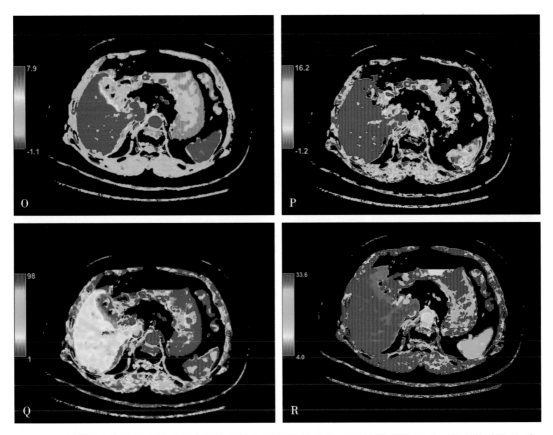

A、B. 横断位动脉期 CT 图像;C、D. 横断位静脉期 CT 图像;E、F. 55 keV 单能级图像;G. 水(碘)基物质图;H. 碘
(水)基物质图;I. 物质分离散点图;J. 单能级与有效原子序数融合图;K. 能谱曲线图;L. 有效原子序数直方图;M. 横
断位动脉期图;N. PS 图;O. BV 图;P. MTT 图;Q. BF 图;R. TTP 图

图 19-13　胃腺癌一站式能谱增强联合灌注扫描

病例 14　女,52 岁,胃腺癌(T_{1a}期)。横断位常规动脉期 CT 图像示胃窦壁局部略增厚,增厚胃
壁的内面呈明显线样强化(图 19-14A)。横断位常规静脉期 CT 图像示胃窦增厚的胃壁较动脉期进
一步强化,强化范围向浆膜面增大,强化程度增加(图 19-14B)。冠状位常规静脉期 CT 图像示胃窦
黏膜局限性增厚,可见肿瘤侵犯至黏膜肌层,浆膜面未见侵犯,胃周间隙清晰(图 19-14C)。横断位
动脉期、静脉期及冠状位静脉期 55 keV 虚拟单能级图像,较常规 CT 图像质量更高,噪声更低,病灶
显示更清晰,以及更高的密度分辨率,可更加清晰地显示胃壁的层次,对病变内部结构显示更加清
晰,有利于判定肿瘤的侵犯深度及范围,可较好显示病变侵犯至黏膜肌层(图 19-14D ~ F)。

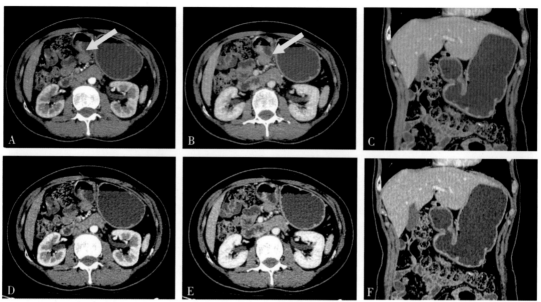

A、B.横断位动脉期、静脉期 CT 图像;C.冠状位静脉期 CT 图像;D~F.55 keV 单能级图像

图 19-14　胃 T$_{1a}$期腺癌 CT 表现

　　病例 15　男,67 岁,胃腺癌(T$_{1b}$期)。横断位常规动脉期 CT 图像示贲门下区胃小弯侧局部略增厚,可见增厚胃壁的内面明显线样强化(图 19-15A)。横断位常规静脉期 CT 图像示病变强化程度较动脉期略增加,强化范围较动脉期向浆膜面扩展(图 19-15B)。冠状位常规静脉期 CT 图像示胃小弯侧黏膜局限性增厚,侵犯至黏膜下层,浆膜面未见受侵,胃周间隙清晰(图 19-15C)。横断位动脉期、静脉期及冠状位静脉期 55 keV 虚拟单能级图像,病灶显示程度较常规图像清晰,提高了密度分辨率,可更加清晰地显示胃壁的层次,对病变内部结构显示更加清晰,有利于判定肿瘤的侵犯深度及范围,可较好显示病变侵犯至黏膜下层(图 19-15D~F)。

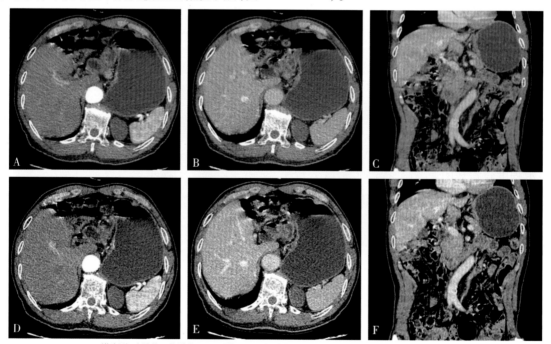

A、B.横断位动脉期、静脉期 CT 图像;C.冠状位静脉期 CT 图像;D~F.55 keV 单能级图像

图 19-15　胃 T$_{1b}$期腺癌 CT 表现

病例16 男,58岁,胃腺癌(T₂期)。横断位常规动脉期CT图像示胃小弯侧局限性胃壁增厚,增厚胃壁的内面明显线样强化,内面稍不平整(图19-16A)。横断位常规静脉期CT图像示病变内面的强化程度较动脉期略降低,其强化范围向浆膜面方向扩大,并且区域均匀强化(图19-16B)。冠状位常规静脉期CT图像示胃小弯侧黏膜局限性增厚,高强化区域超过胃壁总厚度50%,浆膜面光整,未见侵犯,胃周脂肪间隙清晰(图19-16C)。横断位动脉期、静脉期及冠状位静脉期55 keV虚拟单能级图像,病灶显示程度较常规图像清晰,提高了密度分辨率,可更加清晰地显示胃壁的层次,对病变内部结构显示更加清晰,有利于判定肿瘤的侵犯深度及范围,可较好显示病变侵犯至固有肌层(图19-16D~F)。

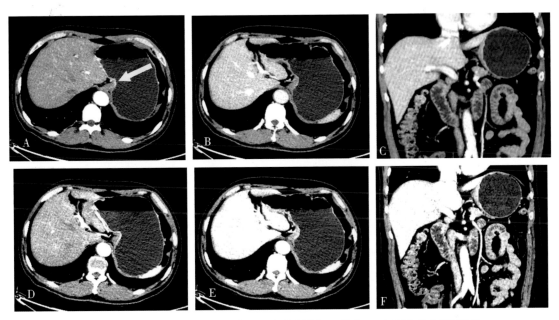

A、B.横断位动脉期、静脉期CT图像;C.冠状位静脉期CT图像;D~F.55 keV单能级图像

图19-16 胃 T₂ 期腺癌 CT 表现

病例17 男,72岁,胃腺癌(T₃期)。横断位常规动脉期CT图像示胃小弯侧局限性增厚,向腔内突出,呈中度强化(图19-17A)。横断位常规静脉期CT图像示病变强化程度较动脉期增加,增厚胃壁分层结构消失,全层呈明显强化(图19-17B)。冠状位常规静脉期CT图像示浆膜面毛糙,邻近胃周间隙尚清晰(图19-17C)。横断位动脉期、静脉期及冠状位静脉期55 keV虚拟单能谱图像,病灶显示程度较常规图像清晰,提高了密度分辨率,对病变内部结构显示更加清晰,有利于判定肿瘤的侵犯深度及范围,可较好显示浆膜受侵情况(图19-17D~F)。

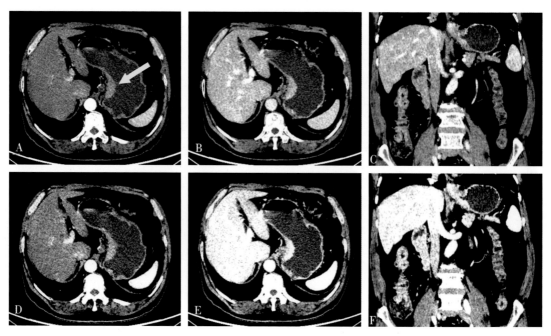

A、B. 横断位动脉期、静脉期 CT 图像；C. 冠状位静脉期 CT 图像；D ~ F. 55 keV 单能级图像

图 19-17　胃 T₃ 期腺癌 CT 表现

病例 18　男，54 岁，胃癌（T₄ 期）。横断位常规动脉期 CT 图像示胃小弯侧肿块影，可见轻度不均匀强化，病灶凸向胃腔内，内面强化稍明显，浆膜面模糊、毛糙，胃周可见强化的淋巴结影（图 19-18A）。横断位常规静脉期 CT 图像示肿块强化程度较动脉期增加，明显不均匀强化，浆膜面形态不规则，邻近胃周脂肪间隙模糊毛糙，见絮状密度增高影，胃周淋巴结呈渐进性强化（图 19-18B）。冠状位常规静脉期 CT 图像示胃体病变呈弥漫性生长，邻近肝脏组织未见受侵（图 19-18C）。横断位动脉期、静脉期及冠状位静脉期 55 keV 虚拟单能谱图像，病灶显示程度较常规图像清晰，提高了密度分辨率，对病变内部结构显示更加清晰，有利于判定肿瘤的侵犯深度及范围，可较好显示病变的浆膜面状态，且判定邻近结构是否受侵（图 19-18D ~ F）。

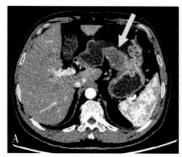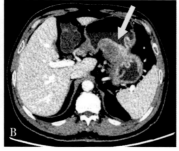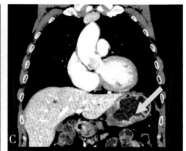

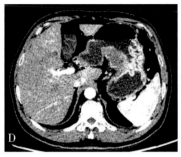
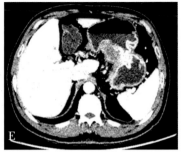
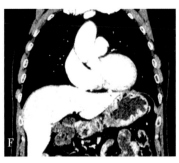

A、B. 横断位动脉期、静脉期 CT 图像；C. 冠状位静脉期 CT 图像；D ~ F. 55 keV 单能级图像

图 19-18 胃癌 T₄ 期 CT 表现

病例 19 患者，男，58 岁，贲门占位（胃腺癌，伴淋巴结转移）。传统 CT 图像，可见胃贲门部胃壁增厚，呈不均匀强化（图 19-19A、B）。40 keV 单能级图像，相较于传统 CT 图像，贲门处增厚胃壁异常强化区强化明显，与正常胃壁的界限清晰，病变区浸润范围显示清晰（图 19-19C、D）。单能级图像与碘基图融合图像，基于病变区、正常胃壁碘摄取水平不同，原发灶胃壁及淋巴结高摄碘区的可视化效果更佳（图 19-19E、F）。有效原子序数与碘基图融合图像，贲门小弯侧胃壁异常强化区的边界及范围显示更明显、直观（图 19-19G）。在单能级图像进行 ROI 分析，获得能谱散点图（图 19-19I）、曲线图（图 19-19L）与直方图（图 19-19K），胃癌原发灶与邻近异常淋巴结的能谱曲线斜率一致，且散点图与直方图显示两者碘浓度与有效原子序数分布基本一致，提示该淋巴结为转移性淋巴结（图 19-19H ~ L）。

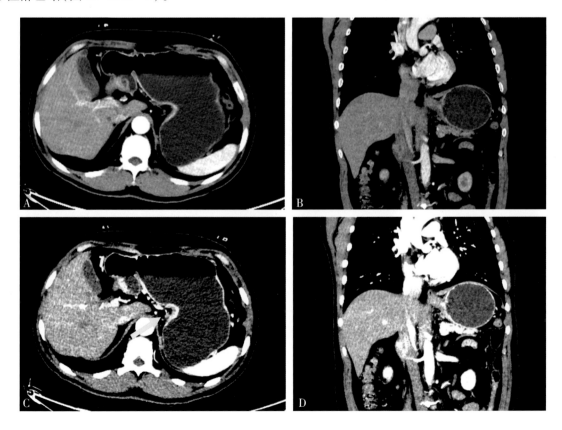

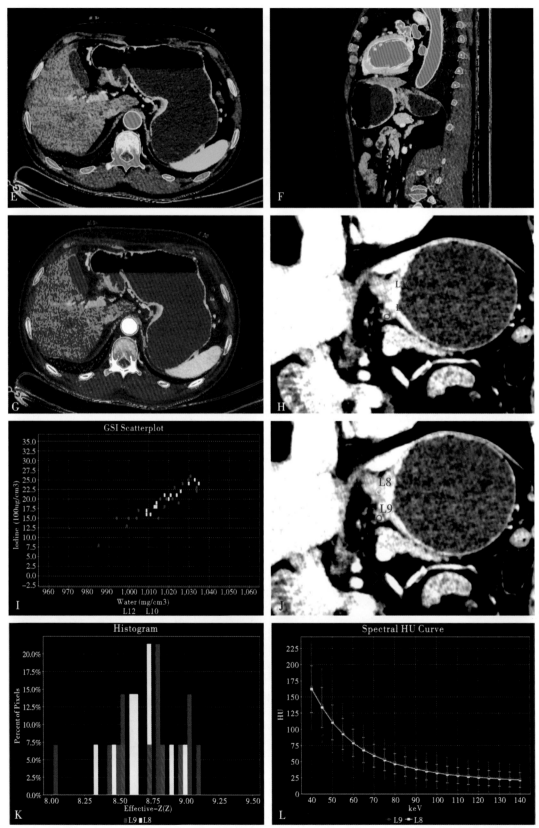

A. 横断位动脉期 CT 图像；B. 冠状位静脉期 CT 图像；C、D.40 keV 单能级图像；E、F. 单能级与碘基图融合图；G. 有效原子序数与碘基图融合图；H. ROI 示意图；I. 物质分离散点图；J. ROI 示意图；K. 有效原子序数直方图；L. 能谱曲线图

图 19-19　胃腺癌能谱 CT 表现

病例 20　男,54 岁,贲门增厚伴肝脏异常强化影(胃腺癌,伴肝转移)。60 keV+DL-H 单能级图像,可见贲门胃底处胃壁不规则增厚并中度强化(图 19-20A、B)。60 keV+DL-H 单能级图像,见肝内多发环形强化稍低密度灶(图 19-20C)。低能级图像可显著提高含碘组织的 CT 值,提升相对乏血供病灶的可视化程度,有助于病灶检出,而图像噪声大;DL-H 重建算法则能改善低能级图像质量、降低图像噪声。单能级图像与碘基图融合图像,可以清楚地观察到胃癌病灶的形态、大小及边界范围,且可更好展示肝脏低密度病变的轮廓及强化范围(图 19-20D、E)。在单能级图像与有效原子序数融合图进行 ROI 选择,获得物质分离散点图(图 19-20F、G)。在单能级伪彩图进行 ROI 分析,获得能谱曲线图(图 19-20I)与直方图(图 19-20J)。胃癌原发病灶与肝脏两处低密度病灶的能谱曲线走行接近,且散点图和直方图显示三者的碘含量和有效原子序数具有关联趋势,证明病灶间存在同源性,提示胃癌肝转移(图 19-20H ~ J)。

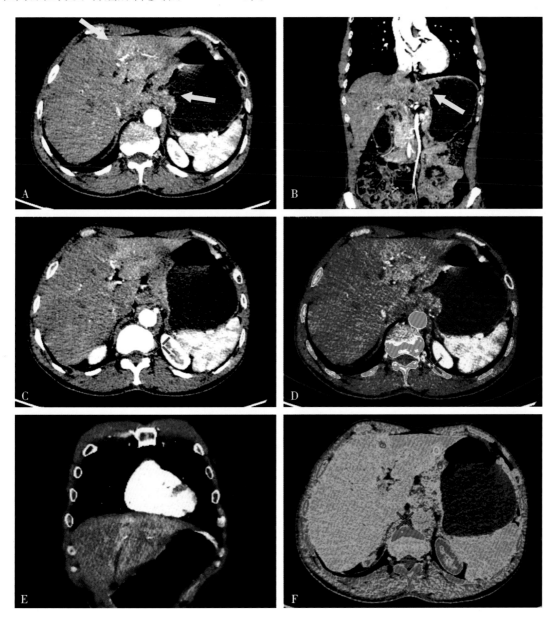

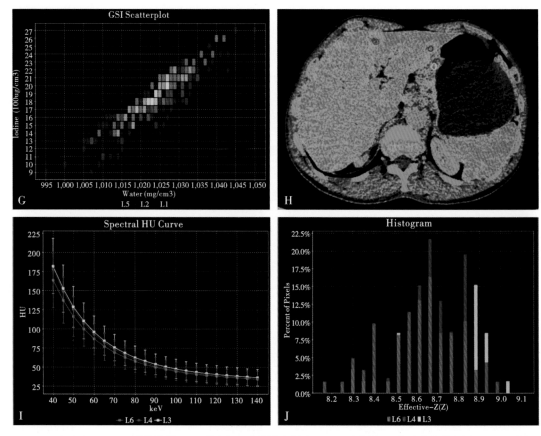

A~C.60 keV+DL-H 单能级图;D、E. 单能级与碘基图融合图;F. ROI 示意图;G. 物质分离散点图;H. ROI 示意图;I. 能谱曲线图;J. 有效原子序数直方图

图 19-20　胃腺癌肝转移能谱 CT 表现

病例21　男,60 岁,胃肠间质瘤(胃梭形细胞瘤)。传统 120 keV+DL-H 图像,可见胃小弯侧一类圆形肿块影,密度不均,最大截面约 44.8 mm×54.4 mm,增强扫描呈不均匀明显强化(图 19-21A、B)。60 keV+DL-H 单能级图像,低能级图像提高胃部病变与周围正常组织的对比度,增强病变侵及范围的可视化效果,DL-H 重建算法使 CT 图像质量提高、噪声降低,两者的结合更有助于疾病的 CT 诊断(图 19-21C、D)。单能级图像与碘基图融合图像,可直观显示胃部病灶的碘摄取情况,明确病变强化特征(图 19-21E、F)。单能级图像与有效原子序数融合图像,病变部位组织伪彩图与周围正常组织对比鲜明,提高病灶的检出(图 19-21G)。在物质分离图像(碘-水)图(图 19-21H)及单能级图像与碘基物质融合图(图 19-21J)进行 ROI 分析,获得物质分离散点图(图 19-21I)、有效原子序数直方图(图 19-21K)与能谱曲线图(图 19-21L),可对间质瘤与正常胃壁的物质成分进行差异性定量分析,为深层次了解肿瘤病变提供更多有效的诊断信息(图 19-21H~L)。

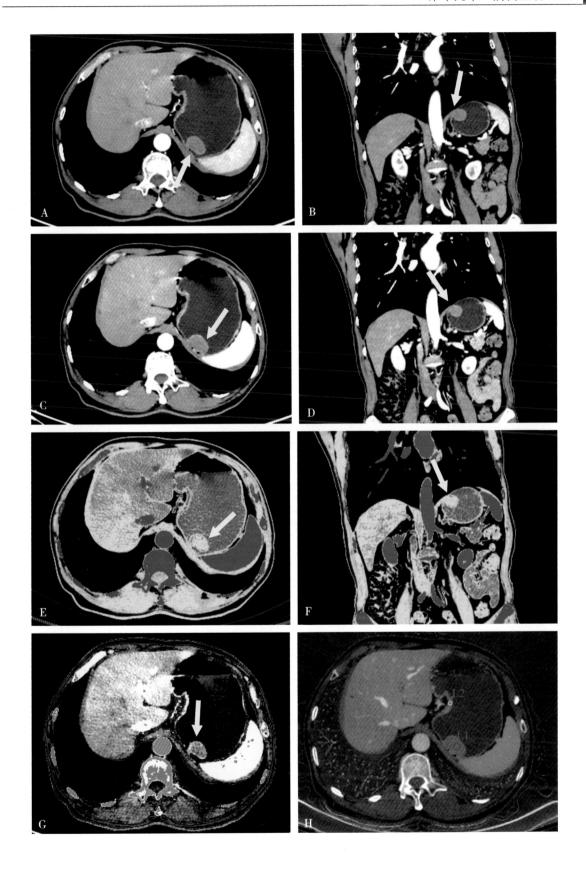

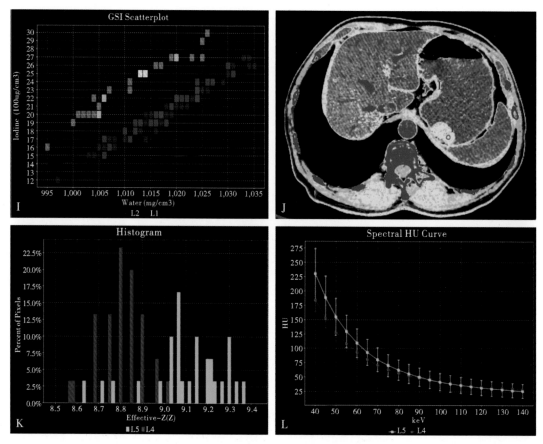

A、B. 120 keV+DL-H 图；C、D. 60 keV+DL-H 单能级图；E、F. 单能级与碘基图融合图；G. 单能级与有效原子序
数融合图；H. ROI 示意图；I. 物质分离散点图；J. ROI 示意图；K. 有效原子序数直方图；L. 能谱曲线图

图 19-21　胃肠间质瘤能谱 CT 表现

参考文献

[1]陈俐君,魏清顺,杨晓萍.能谱 CT 的临床应用进展[J].医疗卫生装备,2017,38(11):113-117.

[2]雷立昌,陈建宇.能谱 CT 的临床应用与研究进展[J].中国医学影像技术,2013,29(1):146-149.

[3]傅文悦,朱广辉.能谱 CT 临床应用进展[J].功能与分子医学影像学(电子版),2018,7(1):1404-1408.

[4]石明国,高剑波.能谱 CT 在血管成像中的临床应用[J].中国医疗设备,2016,31(7):6-8.

[5]王晓霜,吕艺,韩芳,等.能谱 CT 在肿瘤中的应用研究进展[J].中国医学计算机成像杂志,2020,26(1):81-84.

[6]罗春材,李涛,杨立.双层探测器能谱 CT 的特点及临床应用[J].中国医疗设备,2021,36(7):170-173.

[7]陈丽媛,李斌,李永清.双能 CT 技术及能谱估计算法研究[C].第二届射线成像新技术及应用研讨会论文集,2018:1-5.